# 中医
## 经典处方 大全

ZHONGYI JINGDIAN CHUFANG DAQUAN

李淳 ◎ 编著

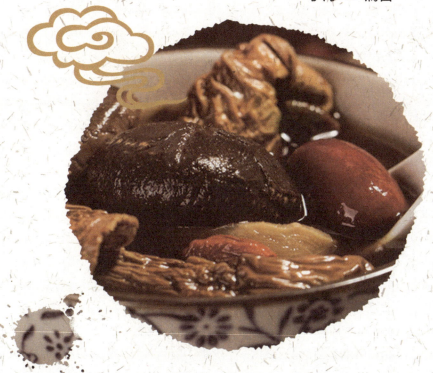

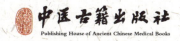

中医古籍出版社

Publishing House of Ancient Chinese Medical Books

图书在版编目（CIP）数据

中医经典处方大全 / 李淳编著. -- 北京 : 中医古籍出版社, 2022.7（2023.9重印）

ISBN 978-7-5152-2456-5

Ⅰ.①中… Ⅱ.①李… Ⅲ.①验方-汇编 Ⅳ.①R289.5

中国版本图书馆CIP数据核字(2022)第026216号

中医经典处方大全

李　淳　编　著

| | |
|---|---|
| 责任编辑： | 吴　迪 |
| 封面设计： | 王青宜 |
| 出版发行： | 中医古籍出版社 |
| 社　　址： | 北京市东城区东直门内南小街16号（100700） |
| 电　　话： | 010-64089446（总编室）010-64002949（发行部） |
| 网　　址： | www.zhongyiguji.com.cn |
| 印　　刷： | 水印书香（唐山）印刷有限公司 |
| 开　　本： | 710mm×1000mm　1/16 |
| 印　　张： | 14 |
| 字　　数： | 182千字 |
| 版　　次： | 2022年7月第1版　2023年9月第2次印刷 |
| 书　　号： | ISBN 978-7-5152-2456-5 |
| 定　　价： | 68.00元 |

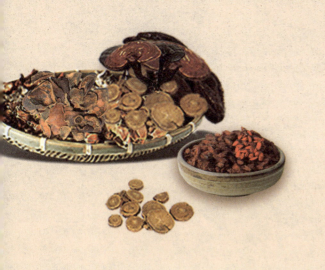

# 前言

  本书汇集了历代名医经验之精华，治疗常见疾病的名方、验方，内容以临床学科为纲，以病统方，以方为主，共精选了古代、近代名医名方300余首，涉及内科、外科，既有常见病、多发病，又有疑难重症。每选一方，均按"方源、方歌、组成、用法、功效、方解、主治、加减"等8项内容依次排列，条分缕析，井然有序。本书在编写过程中，力求精而不简，博而不杂，内容简明扼要，方切实用，务求高效。本书所选方剂均为验证方，疗效确实可靠，针对性强，具有临床实用价值，可作为基层中医师、院校学生及普通患者和家属的参考用书。

  对本书中介绍的处方如有不解之处，须请专业医师指导，切不可盲目用药，以免造成意外。

编  者

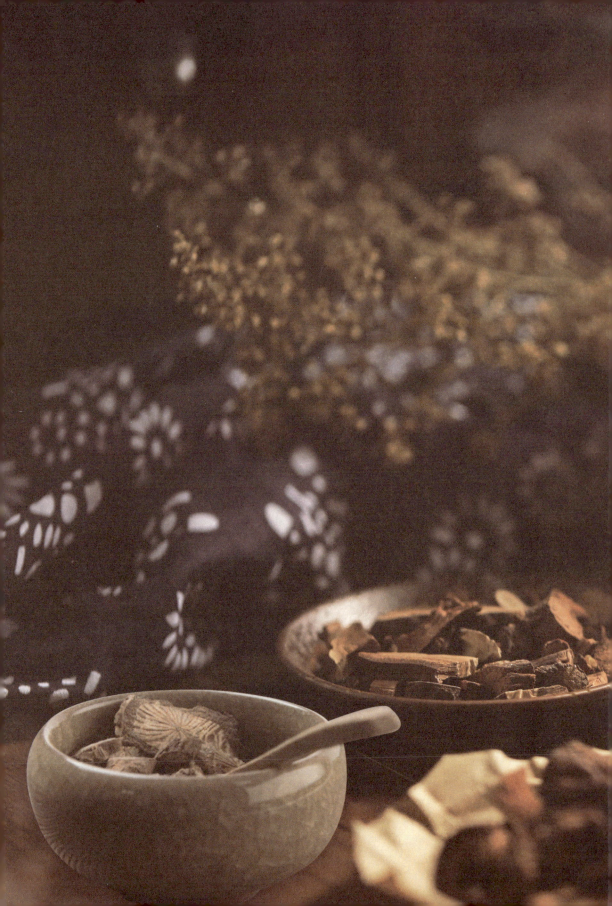

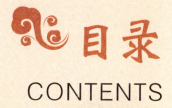

# 内科病证经典处方

## 第一章 外感病证

感冒 ............................................. 2

外感发热 ......................................... 6

痢疾 ............................................. 11

疟疾 ............................................. 15

## 第二章 肺病证

咳嗽 ............................................. 20

哮喘 ............................................. 25

肺痈 ............................................. 30

肺炎 ............................................. 33

肺气肿 ........................................... 35

肺结核 ........................................... 38

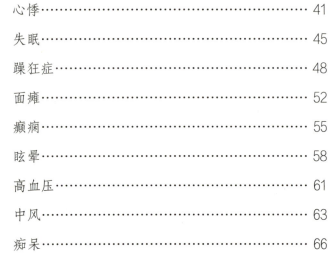

| 第三章 | 心脑血管病证 |

心悸 ………………………………………… 41
失眠 ………………………………………… 45
躁狂症 ……………………………………… 48
面瘫 ………………………………………… 52
癫痫 ………………………………………… 55
眩晕 ………………………………………… 58
高血压 ……………………………………… 61
中风 ………………………………………… 63
痴呆 ………………………………………… 66

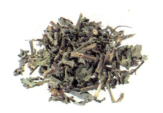
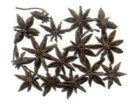
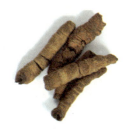

| 第四章 | 脾胃肠病证 |

呕吐 ………………………………………… 70
呃逆 ………………………………………… 73
泄泻 ………………………………………… 74
胃痛 ………………………………………… 77
便秘 ………………………………………… 80
蛔虫病 ……………………………………… 85
钩虫病 ……………………………………… 88

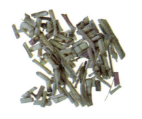

## 第五章　肝胆病证

黄疸 …………………………………… 90

## 第六章　肾膀胱病证

肾炎 …………………………………… 94
泌尿结石 ………………………………101
泌尿系感染 ……………………………104
癃闭 ……………………………………107

## 第七章　气血津液病证

咳血 ……………………………………110
便血 ……………………………………113
尿血 ……………………………………116
紫斑 ……………………………………119
汗证 ……………………………………121
消渴 ……………………………………124
虚劳 ……………………………………127
积聚 ……………………………………133
休克 ……………………………………136
瘿病 ……………………………………139

## 第八章　经络肢体病证

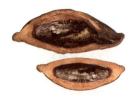

头痛 …………………………………… 142

痹病 …………………………………… 147

痿证 …………………………………… 154

颤震 …………………………………… 158

腰痛 …………………………………… 160

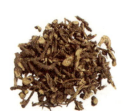

# 外科病证经典处方

## 第一章　疮疡

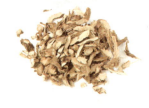

疖 ……………………………………… 164

疔疮 …………………………………… 166

痈 ……………………………………… 169

发 ……………………………………… 171

痈疽 …………………………………… 174

丹毒 …………………………………… 178

瘰疬 …………………………………… 180

流痰 …………………………………… 183

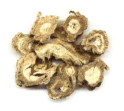

## 第二章　乳房疾病

乳痈 ······································· 184
乳癖 ······································· 186

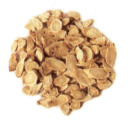

## 第三章　瘿

肉瘿 ······································· 187
石瘿 ······································· 190

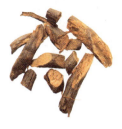

## 第四章　岩

失荣 ······································· 192
乳岩 ······································· 195

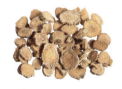

## 第五章　皮肤病及性传播疾病

蛇串疮 ····································· 196
黄水疮 ····································· 198
疥疮 ······································· 200
湿疮 ······································· 201
风瘙痒 ····································· 204

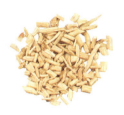

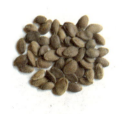

油风 …………………………………… 206

腋臭 …………………………………… 207

荨麻疹 ………………………………… 208

痤疮 …………………………………… 209

酒渣鼻 ………………………………… 210

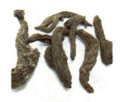

### 第六章 肛门直肠疾病

痔疮 …………………………………… 211

肛裂 …………………………………… 214

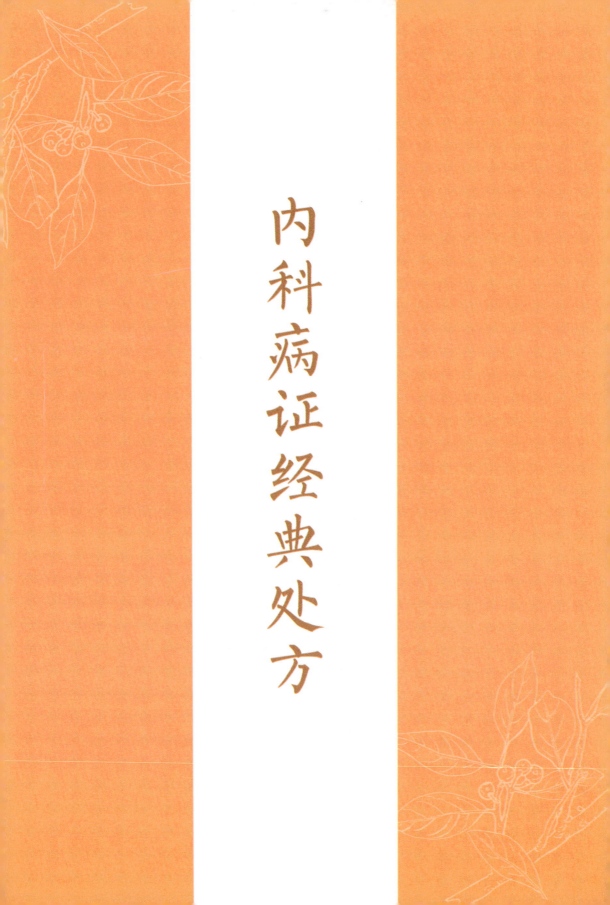

内科病证经典处方

# 第一章 外感病证

## 感冒

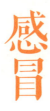

感冒是感受风邪为代表的六淫、时邪病毒，侵犯肺卫，以恶寒发热、头身疼痛，鼻塞流涕，喷嚏咳嗽，全身不适为临床特征的常见外感病证，四季皆有，以冬春季为多。病机为卫表不和，肺失宣肃，治疗以解表宣肺为原则，但应分清风寒、风热与暑湿及兼夹病邪的不同，而分别采用辛温解表、辛凉解表和解表清暑祛湿等治法祛除表邪，时邪病毒又当以清热解毒为治疗重点。感冒的治疗一般禁用补法，以免敛邪，但若体虚之人，又当在解表剂中佐以益气、养阴等补益之品，以扶正祛邪。正确的煎药、饮食等调护，有助感冒的迅速康复。

## 新加香薷饮

解表祛暑,化湿和中。

- **方歌:** 新加香薷饮连翘,银花厚朴扁豆花,五味相伍祛暑剂,解表化湿和中求。
- **组成:** 香薷、白扁豆花、厚朴各6克,金银花、连翘各9克。
- **用法:** 水煎服。每日1剂,日服2次。
- **方解:** 方用香薷解表祛暑为主药,配以白扁豆花、厚朴和中化湿,金银花、连翘清热解毒,均为辅药。此方既能发汗解热,又能抑菌、抗病毒,并可健胃、利尿,故有祛暑化湿之功。
- **主治:** 伤暑感冒,症见发热、微恶风寒、烦渴、汗出、头痛、呕恶、腹泻、尿黄、脉濡数等。对于流行性感冒,不论发病季节,只要兼有湿邪,本方疗效亦佳。

【方源】

清代 吴鞠通《温病条辨》

香薷　　白扁豆花　　厚朴　　金银花　　连翘

## 荆防败毒散

发散风寒,解表祛湿。

- **方歌:** 荆防败毒草苓芎,羌独柴前枳桔同,疮疡痢疾表寒证,散风祛湿功效宏。
- **组成:** 荆芥、防风、茯苓、独活、柴胡各10克,前胡、川芎、枳壳、羌活、桔梗、薄荷各6克,甘草3克。
- **用法:** 上药用水300毫升,煎至240毫升,温服。
- **方解:** 本方以荆芥、防风解表散寒;柴胡、薄荷解表疏风;羌活、独活散寒除湿,为治肢体疼痛之要药;川芎活血散风止头痛;枳壳、前胡、桔梗宣肺利气;茯苓、甘草化痰和中。
- **主治:** 流感、感冒初起。症见恶寒、发热、无汗、剧烈头痛、肌肉关节酸痛,舌苔白腻,脉浮或浮数者。

【方源】

明代 张时彻《摄生众妙方》

# 参苏饮

益气解表，理气化痰。

**【方源】**
宋代 陈师文
《太平惠民和剂局方》

- **方歌**：参苏饮内用陈皮，枳壳前胡半夏宜，干葛木香甘桔茯，内伤外感此方求。
- **组成**：人参、紫苏叶、葛根、姜半夏、前胡、茯苓各9克，木香、枳壳各12克，桔梗6克，炙甘草、陈皮各9克。
- **用法**：上药共研为粗末。每服12克，加生姜3片，大枣1枚。水煎服。现多改用饮片作汤剂，水煎服。
- **方解**：方用紫苏叶、干葛根、前胡发汗解表以散风寒；人参、茯苓、甘草益气健脾以扶体弱；陈皮、半夏除痰止呕；枳壳、桔梗利膈宽胸，前胡配桔梗升降肺气以化痰止咳；木香行气破滞，姜枣调和营卫。诸药合用，散风寒而和营卫，除痰饮而止咳呕，行气滞而理胃肠，表里虚实兼治，重在扶正解表，作用较为温和，故于老幼体弱，外感风寒、寒热咳呕，痰多胸满者最宜。
- **主治**：体虚气弱、感冒风寒，内有痰湿。症见恶寒发热、头痛鼻塞、咳嗽痰多、胸膈满闷、呕恶、眩晕、大便泄泻等，以及外感风寒，发汗后，发热仍不止者。
- **加减**：如见气虚不足，加黄芪；咳痰不畅，加紫菀、款冬花；痰多壅肺，加葶苈子、白芥子；胸闷不舒，加瓜蒌、厚朴；脘腹胀满，加莱菔子、大腹皮、槟榔；恶寒无汗者，加麻黄、葱白。

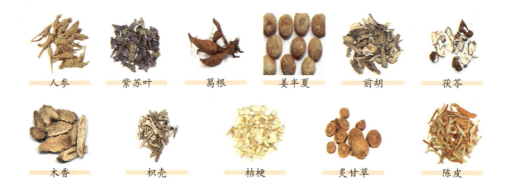

人参　紫苏叶　葛根　姜半夏　前胡　茯苓
木香　枳壳　桔梗　炙甘草　陈皮

## 葳蕤汤

滋阴发汗，解表清热。

- 方歌：加减葳蕤用白薇，豆豉生葱桔梗随，草枣薄荷共八味，滋阴发汗最相宜。
- 组成：生葳蕤（玉竹）、淡豆豉各9克，桔梗、薄荷各6克，白薇、炙甘草各3克，葱白3茎，大枣2枚。
- 用法：水煎服。每日1剂，日服2次。
- 方解：方用葳蕤滋阴润燥，清热生津；葱白、淡豆豉疏散风热，以解表邪；白薇、薄荷清泄伏热；红枣甘润增液，以助玉竹之滋阴润燥，红枣配甘草益气和营；桔梗宣通肺气；炙甘草调和诸药。
- 主治：素体阴虚、感受外邪。症见头痛发热，微恶风寒，咳嗽，痰稠难出，口渴心烦，咽干而痛，无汗或有汗不多，舌赤，脉浮数者。
- 加减：表证较重，加防风、葛根；咳嗽咽干、咯痰不爽，加牛蒡子、瓜蒌皮；心烦口渴，加竹叶、天花粉。

【方源】
清代 俞根初
《通俗伤寒论》

## 十神汤

发汗解表。

- 方歌：十神汤里葛升麻、陈草芎苏白芷加，麻黄赤芍兼香附，时疫感冒效堪夸。
- 组成：葛根420克（15克），升麻、陈皮、炙甘草、川芎、紫苏叶、白芷、麻黄（去根节）、赤芍药、香附各120克（各6～9克）。
- 用法：上药共研细末，每次9克，加生姜5片，连须葱白3茎，煎汁温服，或水煎服。
- 方解：方用葛根、升麻升阳解肌，麻黄、紫苏叶宣肺散寒，川芎、白芷疏风止痛，生姜、葱白通阳发汗，陈皮、香附行气开郁，合紫苏叶辛香利气；赤芍敛阴益营，合香附、川芎行气调血；甘草安中和药，合赤芍防辛燥之药发散太过，使邪祛而不伤正。诸药合用，共奏发汗解表之功。如此则表解寒去，肺复宣降，营卫畅行，气血和调，诸症自除。
- 主治：风寒感冒。症见头痛发热，恶寒无汗，咳嗽鼻塞。

【方源】
宋代 陈师文
《太平惠民和剂局方》

# 外感发热

外感发热是感受六淫、疫毒之邪，由口鼻皮毛入里，正邪相争，阴阳失调，阳盛则热的病证。临床以体温升高，面红，身热，口干，舌红，脉数等症为特征。发热的形式有恶寒发热、壮热、寒热往来、潮热及不规则发热等。由于病变所在脏腑部位不同，而有相应的卫表证、肺胃热盛、肝胆湿热、下焦湿热等证候。辨证应结合热型分辨病因，如风热、湿热等，分辨病变的脏腑，分辨有无气阴耗伤等。热者寒之，应以寒凉清热为治疗原则，常选用清热解毒、清热除湿、通腑泻下、清理脏腑等治法，有时常须配合凉血、化瘀、息风、开窍等治法，总之，围绕清热祛邪，保护气阴，防止传变进行积极治疗。

## 白虎汤

清热生津。

**【方源】** 汉代 张仲景《伤寒论》

- **方歌**：白虎膏知甘草粳，气分大热此方清，热渴汗出脉洪大，加入人参气津生。
- **组成**：石膏（碎）50克，知母18克，炙甘草6克，粳米9克。
- **用法**：水煎至米熟汤成，去滓温服。
- **方解**：本方原为阳明经证的主方，后为治疗气分热盛的代表方。方中君药生石膏，辛甘大寒，入肺胃二经，功善清解，透热出表，以除阳明气分之热。臣药知母，苦寒质润，一以助石膏清肺胃之热，一以滋阴润燥救已伤之阴津。石膏与知母相须为用，可增强清热生津之功。佐以粳米、炙甘草益胃生津，亦可防止大寒伤中之弊，炙甘草兼以调和诸药为使。四药相配，共奏清热生津，止渴除烦之功，使其热清津复诸症自解。
- **主治**：胃热证。症见壮热，口渴引饮，面赤心烦，口苦口臭，舌红苔黄，脉洪大有力。
- **加减**：可加金银花、连翘、黄连、芦根清热解毒。若大便秘结者，加大黄、芒硝通腑泄热。若发斑疹者，加犀角（水牛角3倍量易犀角）、玄参、牡丹皮清热凉血。

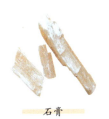
石膏
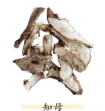
知母

炙甘草
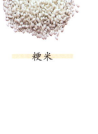
粳米

## 大承气汤

峻下热结。

- **方歌：** 大承气汤用硝黄，配伍枳朴泻力强，痞满燥实四症见，峻下热结宜此方。
- **组成：** 大黄（酒洗）、枳实（炙）各12克，厚朴（去皮，炙）24克，芒硝9克。
- **用法：** 水煎，先煎厚朴、枳实，后下大黄，芒硝溶服。先煮枳、朴，后下大黄，芒硝溶服，是因硝、黄煎煮过久，会减缓泻下作用。
- **方解：** 方中大黄泻热通便，荡涤肠胃，为君药。芒硝助大黄泻热通便，并能软坚润燥，为臣药，二药相须为用，峻下热结之力甚强；积滞内阻，则腑气不通，故以厚朴、枳实行气散结，消痞除满，并助硝、黄推荡积滞以加速热结之排泄，共为佐使。四药相合，共奏峻下热结之功。
- **主治：** 腑实证。症见壮热，日晡热甚，腹胀满，大便秘结或热结旁流，烦躁谵语，舌苔焦燥有芒刺，脉沉实有力。
- **加减：** 可加黄芩、山栀清泻实热。热结液亏，燥屎不行者，加生地黄、玄参增液润燥。

**【方源】**

汉代 张仲景
《伤寒论》

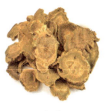
大黄
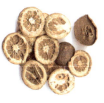
枳实
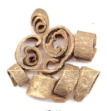
厚朴
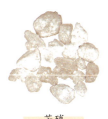
芒硝

## 大柴胡汤

清热利胆。

【方源】汉代 张仲景《金匮要略》

- **方歌**：大柴胡汤用大黄，枳实芩夏白芍将，煎加姜枣表兼里，妙法内攻并外攘。
- **组成**：柴胡15克，枳实（炙）、黄芩、白芍、半夏（洗）各9克，生姜（切）15克，大枣（擘）12枚，一方有大黄6克。
- **用法**：上七味，用水1.2升，煮取600毫升，去滓再煎，温服200毫升，日3服。
- **方解**：方中重用柴胡为君药，配臣药黄芩和解清热，以除少阳之邪；轻用大黄配枳实以内泻阳明热结，行气消痞，亦为臣药。白芍柔肝缓急止痛，与大黄相配可治腹中实痛，与枳实相伍可以理气和血，以除心下满痛；半夏和胃降逆，配伍大量生姜，以治呕逆不止，共为佐药。大枣与生姜相配，能和营卫而行津液，并调和脾胃，功兼佐使。诸药合用，共奏和解少阳、内泻结热之功。
- **主治**：胆热证。症见寒热往来，胸胁苦满，或胁肋肩背疼痛，口苦咽干，或恶心呕吐，或身目发黄，舌红苔黄腻，脉弦数。
- **加减**：可加板蓝根、连翘、败酱草清热解毒，加茵陈清热利湿。若胁肋疼痛者，加延胡索、川楝子理气止痛。发黄者，加金钱草、栀子、青蒿利胆退黄。

## 王氏连朴饮

清热利湿，运脾和胃。

【方源】清代 王士雄《霍乱论》

- **方歌**：连朴饮用香豆豉，菖蒲半夏焦山栀，芦根厚朴黄连入，湿热霍乱此方施。
- **组成**：制厚朴6克，川黄连（姜汁炒）、石菖蒲、制半夏各3克，淡豆豉（炒）、焦山栀各9克，芦根60克。
- **用法**：水煎温服。
- **方解**：方中黄连清热燥湿，厚朴行气化湿，共为君药。石菖蒲芳香化湿而悦脾，半夏燥湿降逆而和胃，增强君药化湿和胃止呕之力，是为臣药。山栀、淡豆豉清宣胸脘之郁热；芦根性甘寒质轻，清热和胃，除烦止呕，生津行水，皆为佐药。诸药相合，清热祛湿，理气和中，清升浊降，则湿热去、脾胃和而吐泻止。

- **主治**：脾胃湿热证。症见身热不扬，汗出热不解，胸腹胀满，纳呆呕恶，口渴不欲饮，或眼睛发黄，舌苔白腻或黄腻，脉濡数。
- **加减**：若热甚者，加黄柏、黄芩清热燥湿。湿重者，加藿香、佩兰芳香化湿。黄疸者加茵陈除湿退黄。另外，还可口服甘露消毒丹，以清利湿热、芳香化浊。

## 葛根芩连汤

清利湿热。

**【方源】**
汉代 张仲景
《伤寒论》

- **方歌**：葛根黄芩黄连汤，再加甘草共煎尝，邪陷阳明成热利，清里解表保安康。
- **组成**：葛根15克，炙甘草6克，黄芩、黄连各9克。
- **用法**：上四味，以水8升，先煮葛根，减2升，纳诸药，煮取2升，去滓，分温再服。
- **方解**：方中重用葛根为君，甘辛而凉，入脾胃经，既能解表退热，又能升发脾胃清阳之气而治下利。以苦寒之黄连、黄芩为臣，清热燥湿，厚肠止利。甘草甘缓和中，调和诸药，为本方佐使。四药合用，外疏内清，表里同治，使表解里和，热利自愈。
- **主治**：大肠湿热证。症见发热，腹痛，泄泻或痢下赤白脓血，里急后重，肛门灼热，口干口苦，小便短赤，舌红苔黄腻，脉滑数。
- **加减**：可加金银花、贯众清热解毒，加木通、车前子增强利湿之效。若热甚者，加栀子、黄柏助其清热燥湿。腹满而疼痛者，加木香、槟榔以理气止痛。痢下脓血者，加白头翁、马齿苋清热解毒除湿。
- **附记**：若虚寒下利者忌用。

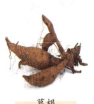
葛根

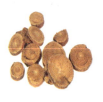
炙甘草

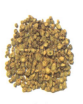
黄芩

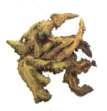
黄连

## 八正散

清热泻火,利水通淋。

- 方歌：八正木通与车前,萹蓄大黄滑石研,草梢瞿麦兼栀子,煎加灯草痛淋蠲。
- 组成：车前子、瞿麦、萹蓄、滑石、栀子仁、甘草(炙)、木通、大黄(面裹,煨,去面,切,焙)各500克。
- 用法：每服6~10克,灯心草煎汤送服;汤剂,加灯心草,水煎服,用量根据病情酌定。
- 方解：本方以大黄、栀子清热泻火,萹蓄、瞿麦、木通、车前子、滑石利湿清热,甘草解毒止痛,煎加灯心草以增利水通淋之力。本方集大量寒凉降泄之品,泻火与利湿合法,利尿与通腑并行,诸药合用,既可直入膀胱清利而除邪,又兼通利大肠导浊以分消,务使湿热之邪尽从二便而去,共成清热泻火、利水通淋之剂。
- 主治：膀胱湿热证。寒热起伏,午后热甚,尿频、尿急、尿痛,小便灼热黄赤,或腰腹作痛,舌红苔黄,脉滑数。
- 加减：热甚者,加柴胡、黄芩、蒲公英、白花蛇舌草清热解毒利湿。呕恶者,加半夏和中止呕。小腹坠胀疼痛者,加乌药、枳壳理气止痛。尿中有血者,加白茅根、小蓟清热止血。

【方源】
宋代 陈师文《太平惠民和剂局方》

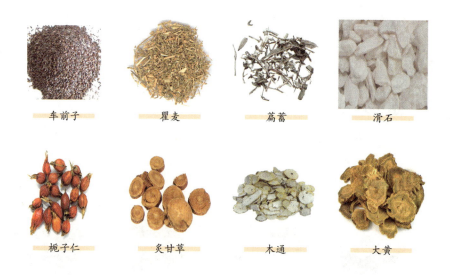

车前子　瞿麦　萹蓄　滑石
栀子仁　炙甘草　木通　大黄

# 痢疾

痢疾是临床上常见多发的外感传染病，以夏秋为主要发病季节。主要病因是外感时邪疫毒，内伤饮食不洁；病位在肠，与脾胃有密切关系；病机为邪从口入，湿热疫毒蕴结于肠腑，气血壅滞，脂膜血络受损，化为脓血，大肠传导失司，发为痢疾。临床以腹痛腹泻，里急后重，便赤白脓血为主要表现。辨证应分清寒热虚实，一般说来暴痢多实，久痢多虚。实证有湿热痢、寒湿痢和疫毒痢，以湿热痢为多见，疫毒痢病情凶险，宜及早图治；虚证有虚寒痢、阴虚痢和休息痢。若下痢不能进食或呕恶不能食者，为大虚大实的噤口痢。痢疾的治疗以祛邪导滞、调气和血为原则，又须随时顾护胃气，根据寒热虚实的不同，或清热化湿解毒，或温化寒湿，或辅以益气养阴，或寒热并用、攻补兼施，或通涩并举，对疫毒痢除加强清热解毒外，还应视病情配合清心开窍、息风镇痉，救逆固脱等法治疗，对噤口痢则应分虚实开噤治疗。痢疾为外感病证，一般预后良好，因其具传染性，故重在预防，控制传播。

## 白头翁汤

清热解毒，凉血止痢。

【方源】汉代 张仲景《伤寒论》

- **方歌**：白头翁汤热痢方，连柏秦皮四药施，味苦性寒能凉血，坚阴治痢在清肠。
- **组成**：白头翁15克，黄柏12克，黄连6克，秦皮12克。
- **用法**：水煎服。每日1剂，日服2次。
- **方解**：本方所治湿热痢，为热毒深陷血分，纯下血痢之证。治疗重在清热解毒凉血，俾热毒除，则血痢自止。方中以白头翁清热解毒，凉血止痛，为治热毒赤痢之要药；配以黄连、黄柏、秦皮清热燥湿，以助白头翁清热解毒以止痢。合而用之，具有清热解毒，凉血止痢之效。
- **主治**：热毒下痢。症见腹痛，里急后重，肛门灼热，泻下脓血，赤多白少，渴欲饮水，舌红苔黄，脉弦数。
- **加减**：若见恶寒发热、表邪未解、里热又炽盛者，加葛根、金银花以增强解肌清热作用。腹痛、里急后重明显，加木香、槟榔、大腹皮以行气导滞。夹有食滞、腹痛拒按、苔厚腻，加枳实、山楂以消食导滞。发病急骤、下痢鲜紫脓血、壮热口渴、烦躁舌绛属疫毒痢者，加生地黄、紫草、牡丹皮、赤芍以滋阴凉血。

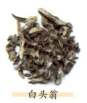  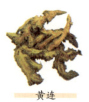 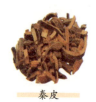

白头翁　　　　黄柏　　　　黄连　　　　秦皮

## 芍药汤

清热燥湿，调气和血。

【方源】金代 刘完素《素问病机气宜保命集》

- **方歌**：芍药汤中用芩连，当归槟榔与绵纹，木香甘草配肉桂，湿热痢疾疗效优。
- **组成**：芍药15克，当归、黄连、黄芩、槟榔各9克，大黄6克，木香、炙甘草各5克，肉桂2克。
- **用法**：水煎服。每日1剂，日服2次。
- **方解**：痢疾初起，多由湿热之邪所致，湿郁化热，郁腐肠道、中焦失运、气血失调、发为痢疾。治宜清热燥湿，调气和血。故方用芍药、黄芩、黄连、大黄（即绵纹）清热燥湿，且大黄又能通里导滞而缓里急；芍药又与当归、木香、槟榔合用，理气血而行瘀滞；芍药与甘草相伍，缓急止痛，和中调药；妙在配入少量之肉桂，性热反佐而且诱导之功；服后痢下不减者，因积滞较重，可再酌情增加大黄之量以攻下去积。诸药合用，共奏清热燥湿、调气和血、通里导滞之功。
- **主治**：湿热泻痢。症见腹痛便脓血，赤白相兼，里急后重，肛门灼热，小便短赤，苔腻微黄。
- **加减**：若见舌苔黄干、热甚伤津者，去肉桂之温燥。苔腻脉滑、兼有食滞者，去甘草，加山楂。腹胀满、气滞较重者，去肉桂、甘草，加枳壳。泻下赤多白少，甚或纯下赤冻者，改当归为当归尾，并加牡丹皮以加强止血之力。伴有表证者，加葛根。
- **附记**：若表证重者，不宜应用本方。

## 参连开噤汤

益气健脾，清热止泻。

- **方歌**：参连开噤汤石莲，湿热疫毒蕴结肠，脾胃已虚噤口痢，扶正祛邪两皆宜。
- **组成**：人参、石莲子各9克，黄连3克。
- **用法**：水煎服。每日1剂，日服2次。
- **方解**：方用人参益气补虚，黄连清热燥湿，石莲子健脾涩肠，既助人参益气健脾之力，又增黄连清热止泻之功。综观全方，扶正祛邪，药少力专，其效不凡。
- **主治**：噤口痢。症见呕不能食、发热口渴、舌红。
- **加减**：若见口渴明显，加麦冬、石斛、芦根养阴生津。呕吐不止，加半夏、姜、竹茹和中降逆。肢怠乏力，加白扁豆、山药、粳米健脾和中。屡饮屡吐，可先服少量玉枢丹，再服本方。

【方源】清代 吴谦《医宗金鉴》

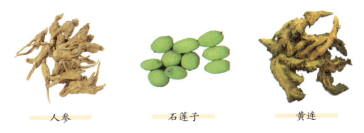

人参　　　石莲子　　　黄连

## 燮理汤

燮理阴阳，清热止痢。

- **方歌**：燮理汤方止痢好，金银花与生山药，黄连肉桂寒热用，牛蒡白芍生甘草。
- **组成**：生山药24克，金银花15克，生杭白芍18克，牛蒡子（炒捣）、甘草各6克，黄连、肉桂（去粗末）各4.5克。
- **用法**：水煎服。每日1剂，日服2次。
- **方解**：痢证是因为寒火凝结下焦，瘀为脓血，留滞不下，而寒火交战之力又逼迫之，使之下也。故方中黄连以治其火，肉桂以治其寒，二药等份并用，阴阳燮理于顷刻矣；白芍能泻肝胆之火，协同甘草（芍药甘草汤）缓急止痛。痢证之噤口不食者，必是胆火逆冲胃口；里急后重者，必是肝火下迫大肠，故白芍能治之。滞下久则阴分必亏，气化不固，故用山药滋脏腑之真阴，固下焦之气化；牛蒡子能通大便，以泻

【方源】近代 张锡纯《医学衷中参西录》

寒火之凝结；金银花善解热毒，以防肠中之溃烂。单白痢，病在气分，故加生姜以行气；单赤痢，病在血分，故加地榆以凉血；痢中多带鲜血，其血分尤热，故加鸦胆子，大清血分之热。此方治痢，卓有成效，尤宜于妇幼老弱之患者，至剧者，连服数剂亦必向愈。

- **主治**：红白痢，噤口痢。
- **加减**：单红痢，加生地黄榆6克。单白痢，加干姜6克。血痢，加鸦胆子20粒（去皮），药汁送服。

## 驻车丸

清热养阴止痢。

**【方源】** 唐代 孙思邈《备急千金要方》

- **方歌**：驻车丸中用黄连，干姜阿胶与当归，久痢伤阴兼便血，清热养阴止痢良。
- **组成**：黄连180克，干姜60克，当归、阿胶各90克。
- **用法**：上药（前3味）共研为细末，以醋烊化阿胶为丸。每服9克，日服3次，米汤送服，今多用饮片作汤剂水煎服。各药用量按常规剂量酌定。
- **方解**：方用黄连清热止痢；配以当归、阿胶养阴和血，并佐干姜温中止血。合而用之，共奏清热养阴、止痢止血之功。
- **主治**：久痢伤阴、便血，或有滑脱不禁，或泻下不畅、舌红少苔、脉细数者。
- **加减**：若久痢不愈、脓血黏稠或下鲜血、烦渴、舌红绛少津等阴虚证者，加炒白芍、熟地黄、麦冬、山药。

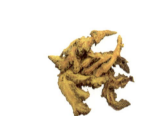
黄连

干姜

当归

阿胶

# 疟疾

疟疾由感受疟邪，邪正交争所致，是以寒战壮热，头痛，汗出，休作有时为特征的传染性疾病，多发于夏秋季。

疟邪舍于营气，内搏五脏，横连募原，与卫气相集则病作，邪正交争，阴阳相移，阴盛阳虚则恶寒战栗，阳盛阴虚则壮热口渴。疟邪与卫气相离，汗出身冷，疟病暂休，复集则病复作。根据证候之轻重，寒热的偏盛，正气之盛衰，疟疾分为正疟、温疟、寒疟、瘴疟（含热瘴、冷瘴）、劳疟、疟母等证型。治疗以祛邪截疟为基本原则，热偏甚者结合清热保津，寒偏甚者结合辛温芳化；热瘴尚应清心开窍，冷瘴芳香开窍；劳疟结合补益气血。疟母治应软坚散结，祛瘀化痰，除兼有疟疾发作者外，对疟母的治疗无须使用截疟药。

疟疾是一种严重危害人民健康的传染病，我国大部分地区均有流行，以南方各省发病较多。中医药对疟疾的治疗积累了丰富的经验，具有良好的疗效，尤其是现代研究成功的青蒿素，对疟疾更具有卓效，受到世界的重视。

## 柴胡截疟饮

祛邪截疟，和解表里。

**【方源】** 清代 吴谦《医宗金鉴》

- **方歌**：柴胡截疟金鉴方，乌梅槟榔桃仁囊，小柴胡汤全入药，和解表里截疟强。
- **组成**：柴胡、黄芩、人参、半夏、甘草、常山、桃仁、槟榔、乌梅。
- **用法**：加生姜、红枣同煎，煎后汤渣一并露宿一夜，次日加温，疟未发前1～2小时服之。
- **方解**：方中柴胡，入肝胆，透泄与清解少阳，为君药；黄芩，清泄少阳半表半里之热，槟榔驱虫行气消积，共为臣药；半夏、生姜，和胃降逆止呕，人参、大枣、山药益气健脾扶正以祛邪，乌梅、桃仁活血化瘀消积共为佐药；甘草为使，调和诸药药性。
- **主治**：正疟型疟疾。症见先有呵欠乏力，继则寒栗鼓颔，寒罢则内外皆热，头痛面赤，口渴引饮，终则遍身汗出，热退身凉，舌红，苔薄白或黄腻，脉弦。间隔一日，又有相同的症状发作。故其症状特点为：寒战壮热，休作有时。

- 加减：口渴甚者，可加葛根、石斛生津止渴。胸脘痞闷、苔腻者，去滞气碍湿之参枣，加苍术、厚朴、青皮理气化湿。烦渴、苔黄、脉弦数，为热盛于里，去辛温补中之参、姜、枣，加石膏、花粉清热生津。
- 附记：方中常山有毒，用量不宜过大，孕妇慎用。

## 白虎加桂枝汤

清热通络，和营卫。

【方源】
汉代 张仲景
《金匮要略》

- 方歌：白虎原汤论已详，加桂三两另名方，无寒但热为温疟，骨节烦痛呕又妨。
- 组成：石膏30克，知母、桂枝各9克，炙甘草、粳米各6克。
- 用法：水煎服。
- 方解：方中知母清热除烦，滋阴润燥，和利关节。桂枝解肌和营卫，走关节利机关，通利血脉。石膏清透肌肤骨节郁热。粳米补中益气，顾护正气以驱邪。甘草益气补中，使正气极力驱除邪气，兼防寒凉药伤胃。
- 主治：温疟型疟疾。症见寒少热多，汗出不畅，头痛，骨节酸疼，口渴引饮，尿赤便秘，舌红，苔黄，脉弦数。
- 加减：可加青蒿、柴胡以和解祛邪。津伤较甚，口渴引饮者，酌加生地黄、麦冬、石斛养阴生津。
- 附记：寒湿证，慎用本方。

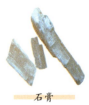 石膏
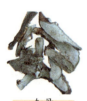 知母
 桂枝
 炙甘草
 粳米

## 柴胡桂枝干姜汤

和解少阳，温化水饮。

- **方歌**：柴胡桂姜痛胁背，大便不实尿欠利，阳邪向阴气化衰，柴芩姜桂草粉蛎。
- **组成**：柴胡24克，瓜蒌根12克，桂枝（去皮）、黄芩各9克，干姜、牡蛎（熬）、炙甘草各6克。
- **用法**：煎服。1日3服。初服微烦，复服，汗出便愈。
- **方解**：方中以柴胡、黄芩和解表里，桂枝、干姜、甘草温阳达邪，天花粉、牡蛎散结软坚。
- **主治**：寒疟型疟疾。症见寒多热少，口不渴，胸脘痞闷，神疲体倦，舌苔白腻，脉弦。
- **加减**：可加蜀漆或常山祛邪截疟。脘腹痞闷，舌苔白腻者，为寒湿内盛，加草果、厚朴、陈皮理气化湿，温运脾胃。

【方源】

汉代 张仲景《伤寒论》

## 何人饮

补气血，截虚疟。

- **方歌**：何人饮是景岳方，参首陈皮归生姜，体虚久疟无休止，扶正祛邪服可康。
- **组成**：何首乌9～30克，当归6～9克，人参9～30克，陈皮6～9克，煨生姜3片。
- **用法**：水煎，或酒水共煎，疟发前两小时服。
- **方解**：本方乃为久疟气血两虚者而设。治宜养血益气，扶正祛邪。方用养血截疟之何首乌（何首乌益阴补肝，为治疟疾要药）和补气之人参为君，可达截疟养血补气之功；配合当归为臣，协助何首乌以加强养血之用；复用陈皮芳香，生姜辛散为佐使者，助本方理气和中，补而不腻，配方之妙，此之谓也。诸药合用，共奏补气血、截虚疟之功。
- **主治**：劳疟型疟疾。症见倦怠乏力，短气懒言，食少，面色萎黄，形体消瘦，遇劳则复发疟疾，寒热时作，舌质淡，脉细无力。
- **加减**：在疟发之时，寒热时作者，应加青蒿或常山祛邪截疟。食少面黄，消瘦乏力者，可加黄芪、白术、枸杞子增强益气健脾养血之功。

【方源】

明代 张介宾《景岳全书》

## 鳖甲饮子

扶正祛邪，破结治疟。

- **方歌**：鳖甲饮子治疟母，甘草芪术芍芎偶，草果槟榔厚朴增，乌梅姜枣同煎服。
- **组成**：鳖甲（醋炙）、白术（土炒）、黄芪（炙）、川芎、白芍（酒炒）、槟榔、草果（面煨）、厚朴、陈皮、甘草各等份。或炙黄芪4.5克，余药各3克，乌梅少许，加生姜3片，大枣1枚。
- **用法**：水煎服。每日1剂，日服2次。
- **方解**：疟久不愈，耗气搏血，顽痰挟瘀结于胁下，则成痞块，是为疟母，古云"肝之积也"。治当活血祛瘀，行气除痰，散积消坚。然久病体虚，又当邪正兼顾、消补兼施。方中鳖甲益阴补虚，清热散结；川芎、白芍和血行瘀，敛营平肝；槟榔、厚朴攻积破坚，行气除满；草果、陈皮暖中祛湿，截疟消炎；黄芪、白术、甘草补脾益肺，扶正祛邪。诸药合用，可使痞消积散，疟疾痊愈，邪去正安。
- **主治**：疟久不愈，胁下痞硬有块，成为疟母。
- **加减**：症状如属寒者可加干姜。如挟热者可加黄连。便秘者可加大黄。

【方源】宋代 严用和《济生方》

## 截疟七宝饮

截疟祛痰。

- **方歌**：截疟七宝饮常山，槟果朴草青陈皮，水煎沸后再加酒，阳经实疟服之良。
- **组成**：常山、厚朴、陈皮、青皮、炙甘草、草果仁各3克，槟榔9克。
- **用法**：水煎。煮沸后入黄酒一匙，于疟疾发作前2小时服用。
- **方解**：疟疾一病，成因虽多，但每与痰湿有关。本方所治之疟，亦属痰湿所致，故理脾祛湿化痰，为治疟之法。方中常山、槟榔、草果皆有截疟之效；配以厚朴、青皮、陈皮燥湿健脾，理气化痰；甘草和中。诸药合用，具有燥湿劫痰之功，为截疟常用之妙方。然本方终究属温燥之剂，只适宜治疗实疟。
- **主治**：各型疟疾。疟疾数发不止，体壮痰湿盛，舌苔白腻，

【方源】宋代 杨倓《杨氏家藏方》

脉弦滑浮大者。

➕ **加减**：本方如加入青蒿或与小柴胡汤合方加减，可使抗疟与解热作用均明显加强，提高疗效，减轻不良反应。

## 常山饮

截疟祛痰。

**【方源】**

宋代 陈师文《太平惠民和剂局方》

🎵 **方歌**：常山饮中知贝取，乌梅草果槟榔聚，姜枣酒水煎之服，劫痰截疟功堪诩。

🌿 **组成**：常山（酒炒）、草果、槟榔、知母、贝母、乌梅各9克，煨生姜3片，大枣5枚。

🥣 **用法**：水煎。煮沸后入陈酒一匙，于疟疾发作前3小时左右服。

💊 **方解**：古人有"无痰不成疟"的说法，尤其对于疟疾久发不已，而体质壮实者，多主张用劫痰的方法治疗。方用常山破除疟痰，槟榔下气破积、消食化痰，草果温脾去寒，三药合用，截疟之功甚著；合以知母滋阴清热，贝母清化热痰，助常山、槟榔除痰；乌梅生津清热；姜、枣调和营卫。诸药合用，具有劫除疟痰、截止疟疾发作之功效。对于疟疾屡发不止而体质不太虚弱之患者，奏效甚捷。

🎯 **主治**：疟疾发作较久不止，体质壮实，热较高，舌干口渴者。

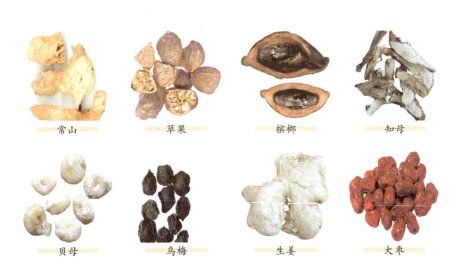

常山　　草果　　槟榔　　知母

贝母　　乌梅　　生姜　　大枣

# 第二章

DI ER ZHANG

## 肺病证

## 咳嗽

　　咳嗽是指外感或内伤等因素，导致肺失宣肃，肺气上逆，冲击气道，发出咳声或伴咯痰为临床特征的一种病症。历代将有声无痰称为咳，有痰无声称为嗽，有痰有声谓之咳嗽。临床上多为痰声并见，很难截然分开，故以咳嗽并称。

　　肺气不清，失于宣肃，上逆作声而引起咳嗽为本病症的主要症状。由于感邪的性质、影响的脏腑、痰的寒热、火的虚实等方面的差别，咳嗽有不同的临床表现。咳嗽的病程，有急性咳嗽和慢性咳嗽。咳嗽的时间，有白日咳嗽甚于夜间者，有早晨、睡前咳嗽较甚者，有午后、黄昏、夜间咳嗽较甚者。咳嗽的节律，有时作咳嗽者，有时时咳嗽者，有咳逆阵作、连声不断者。咳嗽的性质，有干性咳嗽、湿性咳嗽。咳嗽的声音，有咳声洪亮有力者，有咳声低怯者，有咳声重浊者，有咳声嘶哑者。咳痰的色、质、量、味等也有不同的临床表现。痰色有白色、黄色、灰色甚至铁锈色、粉红色等。痰的质地有稀薄、黏稠等。有痰量少甚至干咳者，有痰量多者。痰有无明显气味者，也有痰带腥臭者。

## 桑杏汤

清宣温燥,润肺止咳。

- **方歌:** 桑杏汤中象贝宜,沙参栀豉与梨皮,身热咽干咳痰少,辛凉甘润燥能医。
- **组成:** 桑叶、浙贝母、淡豆豉、栀子、梨皮各3克,杏仁4.5克,沙参6克。
- **用法:** 水煎服。
- **方解:** 方中桑叶、淡豆豉疏风解表,清宣肺热;杏仁、浙贝母化痰止咳;沙参、梨皮、栀子清热润燥生津。
- **主治:** 用于外感燥邪、风邪,导致肺失宣肃,肺失清润,肺气上逆,冲击气道,发出咳声,喉痒干咳。
- **加减:** 表证较重者,加薄荷、荆芥疏风解表。津伤较甚者,加麦冬、玉竹滋养肺阴。肺热重者,酌加生石膏、知母清肺泄热。痰中带血丝者,加生地黄、白茅根清热凉血止血。

**【方源】**

清代 吴鞠通《温病条辨》

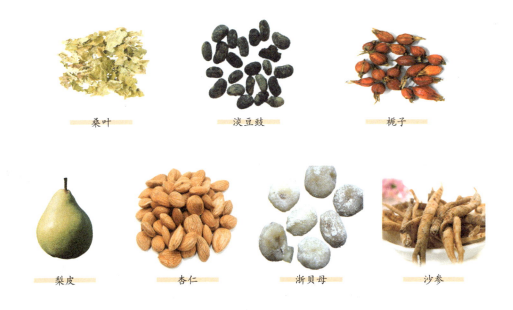

桑叶　　淡豆豉　　栀子

梨皮　　杏仁　　浙贝母　　沙参

# 清气化痰汤

清热化痰,理气止咳。

**【方源】** 明代 吴昆《医方考》

- **方歌**:清气化痰胆星蒌,夏芩杏陈枳实投,茯苓姜汁糊丸服,气顺火清痰热疗。
- **组成**:陈皮(去白)、杏仁(去皮尖)、枳实(麸炒)、黄芩(酒炒)、瓜蒌仁(去油)、茯苓各30克,胆南星、制半夏各45克。
- **用法**:姜汁为丸。每服6克,温开水送下。现代用法:以上8味,除瓜蒌仁霜外,其余黄芩等7味药粉碎成细粉,与瓜蒌仁混匀,过筛。另取生姜100克,捣碎加水适量,压榨取汁,与上述粉末泛丸,干燥即得。每服6~9克,1日2次,小儿酌减;亦可作汤剂,加生姜水煎服,用量按原方比例酌减。
- **方解**:本方证因痰阻气滞,气郁化火,痰热互结所致。痰热为患,壅肺则肺失清肃,故见咳嗽气喘、咯痰黄稠;阻碍气机,则胸膈痞闷,甚则气逆于上,发为气急呕恶;痰热扰乱心神,可见烦躁不宁。治宜清热化痰,理气止咳。方中胆南星苦凉、瓜蒌仁甘寒,均长于清热化痰,瓜蒌仁尚能导痰热从大便而下,二者共为君药。制半夏虽属辛温之品,但与苦寒之黄芩相配,一化痰散结,一清热降火,既相辅相成,又相制相成,共为臣药。治痰者当须降其火,治火者必须顺其气,故佐以杏仁降利肺气以宣上,陈皮理气化痰以畅中,枳实破气化痰以宽胸,并佐茯苓健脾渗湿以杜生痰之源。使以姜汁为丸,用为开痰之先导。
- **主治**:痰热咳嗽。咳嗽气喘,咯痰黄稠,胸膈痞闷,甚则气急呕恶,烦躁不宁,舌质红,苔黄腻,脉滑数。
- **加减**:若痰多气急者,可加鱼腥草、桑白皮。痰稠胶黏难咯者,可减半夏用量,加青黛、蛤粉。恶心呕吐明显者,加竹茹。烦躁不眠者,可去黄芩,加清热除烦之黄连、栀子,并酌加琥珀粉、远志等宁心安神之品。

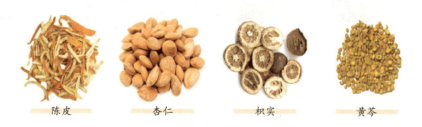

陈皮　　杏仁　　枳实　　黄芩

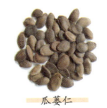 瓜蒌仁　 茯苓　 胆南星　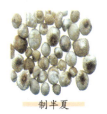 制半夏

## 沙参麦冬汤

滋阴润肺，化痰止咳。

- **方歌**：沙参麦冬扁甘桑，竹粉甘寒救燥伤，证或热兮定或咳，脉然无汗嗽痰凉。
- **组成**：沙参、麦冬9克，玉竹6克，生甘草3克，冬桑叶、生白扁豆、天花粉各4.5克。
- **用法**：用水1升，煮取400毫升，日服二次。
- **方解**：方中用沙参、麦冬、玉竹、天花粉滋阴润肺以止咳；桑叶轻清宣透，以散燥热；甘草、白扁豆补土生金。
- **主治**：用于禀赋不足，或酒色劳倦，或病后失调，或营养不良引起的咳嗽。
- **加减**：若久热久咳，可用桑白皮易桑叶，加地骨皮以泻肺清热。咳剧者加川贝母、杏仁、百部润肺止咳。若肺气不敛，咳而气促，加五味子、诃子以敛肺气。咳吐黄痰，加海蛤粉、知母、瓜蒌、竹茹，加紫苏、荆芥、防风解表散寒。症情平稳后可服六君子汤加减以资调理。

【方源】清代 吴鞠通《温病条辨》

## 华盖散

宣肺化痰，止咳平喘。

- **方歌**：华盖散中用麻黄，苏子杏仁桑白皮，橘皮赤苓炙甘草，宣肺化痰止咳喘。
- **组成**：麻黄、紫苏子、桑白皮、橘皮、杏仁、赤茯苓各30克，炙甘草15克。
- **用法**：上药共研为粗末。每服6克，水煎服。或改用饮片做汤剂水煎服，各药用量按常规剂量酌定。
- **方解**：方用三拗汤为基础，加桑白皮、紫苏子降气平喘；配以茯苓、橘红理气化痰。合而用之，共奏降气化痰平喘之功。
- **主治**：素有痰饮、复感风寒、咳嗽上逆、喉中作鸣、胸膈烦满、项背拘急、声重鼻塞、头昏目眩、脉浮紧、苔白腻者。
- **加减**：临床应用，可随症加减。

【方源】宋代 陈师文《太平惠民和剂局方》

## 贝母瓜蒌散

润肺清热，理气化痰。

**【方源】** 清代 程国彭《医学心悟》

- **方歌：** 贝母瓜蒌花粉研，橘红桔梗茯苓添，呛咳咽干痰难出，润燥化痰病自安。
- **组成：** 贝母5克，瓜蒌3克，天花粉、茯苓、橘红、桔梗各2.5克。
- **用法：** 水煎服。
- **方解：** 本方证多由燥热伤肺，灼津成痰所致。燥痰不化，清肃无权，以致肺气上逆，咳嗽呛急；"燥胜则干"（《素问·阴阳应象大论》），燥伤津液，故咯痰不爽、涩而难出、咽喉干燥哽痛；苔白而干为燥痰之佐证。治宜润肺清热，理气化痰。方中贝母苦甘微寒，润肺清热，化痰止咳；瓜蒌甘寒微苦，清肺润燥，开结涤痰，与贝母相须为用，是为润肺清热化痰的常用组合，共为君药。臣以天花粉，既清降肺热，又生津润燥，可助君药之力。痰因湿聚，湿自脾来，痰又易阻滞气机，无论湿痰抑或燥痰，皆须配伍橘红理气化痰、茯苓健脾渗湿，此乃祛痰剂配伍通则，但橘红温燥、茯苓渗利，故用量颇轻，少佐贝母、瓜蒌、花粉于寒性药中，则可去性存用，并能加强脾运，输津以润肺燥。桔梗宣肺化痰，且引诸药入肺经，为佐使药。全方清润宣化并用，肺脾同调，而以润肺化痰为主，且润肺而不留痰，化痰又不伤津，如此则肺得清润而燥痰自化，宣降有权而咳逆自平。
- **主治：** 燥痰咳嗽。咯痰不爽，涩而难出，咽喉干燥，苔白而干。
- **加减：** 如兼感风邪，咽痒而咳，微恶风者，可加桑叶、杏仁、蝉蜕、牛蒡子等宣肺散邪。燥热较甚，咽喉干涩哽痛明显者，可加麦冬、玄参、生石膏等清燥润肺。声音嘶哑、痰中带血者，可去橘红，加南沙参、阿胶、白及等养阴清肺，化痰止血。

贝母

瓜蒌

天花粉

茯苓

橘红

桔梗

# 哮喘

支气管哮喘，简称哮喘，是一种常见的过敏性疾病。本病由于支气管痉挛、黏膜水肿、分泌物增多而引起通气阻塞，临床特征为发作性伴有哮鸣音的呼气性呼吸困难、咳嗽和咯痰。长期反复发作常并发慢性支气管炎和肺气肿。患病率在我国局部地区调查约为0.5%～2.0%，有报道高达5.29%，其中有相当一部分为老年患者。

中医认为，"哮即痰喘之久而常发者，因内有壅塞之气，外有非时之感，肺有胶固之痰，三者相合，闭拒气道，搏击有声，发为哮病。"认为病理因素以痰为主，"伏痰"遇感引触，痰随气升，气因痰阻，相互抟结，壅塞气道，肺管狭窄，引发本病。

中医药对本病积累了丰富的治疗经验，方法多样，疗效显著，它不仅可以缓解发作时的症状，而且通过扶正治疗，达到祛除夙根，控制复发的目的。

## 定喘丸

润肺止嗽，化痰平喘。

- **方歌**：定喘苏梗桑陈皮，芥子苏子术苓芪，阿胶川贝百合杏，冬夏知母归生地。
- **组成**：紫苏梗、白芥子、紫苏子、桑白皮、百合、杏仁、陈皮、川贝母、白术、茯苓各120克，阿胶、黄芪各180克，天冬、知母、半夏、当归、生地黄各60克。
- **用法**：上药共研细末，炼蜜和丸。每次服9克，日服2～3次。
- **方解**：方中紫苏梗、陈皮理气舒郁，健脾和胃；白芥子、紫苏子、桑白皮、杏仁、川贝祛痰止咳，下气平喘；白术、茯苓、半夏健脾益气，燥湿化痰；当归、生地黄、黄芪、阿胶补气活血，滋肾养阴；百合、天冬、知母润肺止咳，清热安神。诸药配合，既能补气养血以固本，又能止咳平喘以治标，是一首标本兼顾的定喘良方。《清太医院配方》云其"润肺止嗽，化痰止喘，立见神效。定喘后再服益气养元丸，男加人参健脾丸，女加安神赞育丸，常服喘嗽不发，屡经屡验，功效难尽"。
- **主治**：一切喘症。

【方源】

清代《清太医院配方》

# 定喘汤

宣肺降气，祛痰平喘。

**【方源】**
明代 张时彻
《摄生众妙方》

- **方歌**：定喘白果与麻黄，款冬半夏白皮桑，苏子杏仁黄芩草，肺寒膈热喘哮尝。
- **组成**：白果（去壳炒黄捣碎）21枚，麻黄、款冬花、桑白皮、制半夏各9克，紫苏子、杏仁、黄芩各6克，甘草3克。
- **用法**：水煎服。每日1剂，日服2次。
- **方解**：本方治疗之哮喘，是因风寒外束、痰热内蕴所致。故方中用麻黄宣降肺气，解表定喘；杏仁宣肺降逆，止咳平喘；桑白皮、黄芩清肺热，化痰涎；紫苏子、半夏、款冬花降气平喘，止咳化痰；白果敛肺定喘，与麻黄相伍，一收一散，既能加强平喘之效，又能防止麻黄耗散之弊；甘草调和诸药，兼能止咳化痰。本方能散表寒、清膈热、降逆气、化痰涎，故治"寒包热哮"，效果良好。
- **主治**：风寒外束、痰热内蕴的哮喘证。症见痰多气急、痰稠色黄，或有表证恶寒发热、舌苔黄腻、脉滑数。
- **加减**：痰稠不利，加胆南星、瓜蒌皮、沙参、前胡；胸膈闷甚者，加枳壳、厚朴。肺热重者，加石膏、鱼腥草。顽痰胶结，饮食减少，加莱菔子、白芥子。痰壅而呕吐者，加旋覆花、代赭石。

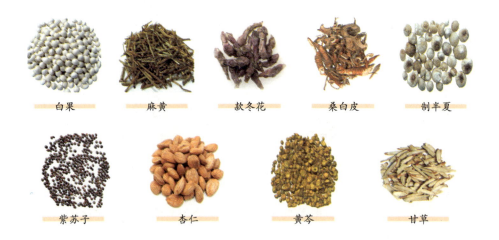

白果　　麻黄　　款冬花　　桑白皮　　制半夏

紫苏子　　杏仁　　黄芩　　甘草

# 紫苏子降气汤

降气平喘，温化寒痰。

- **方歌：** 苏子降气橘半归，前胡桂朴草姜依，下虚上盛痰嗽喘，亦有加参贵合机。
- **组成：** 紫苏子、制半夏各75克，炙甘草60克，当归、肉桂、橘红各45克，前胡、厚朴各30克。一方有陈皮45克。
- **用法：** 上药共研粗末。每用6克，加生姜2片，大枣1枚，紫苏叶5片。水煎服，日服2次。亦可改用饮片作汤剂水煎服，各药用量按常规剂量酌减。
- **方解：** 本方所治，系下虚上实之痰壅喘咳证。上实为痰涎壅阻于上，下虚为下焦肝肾两虚，一则肾不纳气，二则肝虚不能疏泄，三则命门火不生土，脾虚不运，化生痰浊，痰壅于上，故致喘促。治宜降逆平喘，温肾纳气，养血补肝，化湿和中。故方用紫苏子降逆平喘；配以橘红、厚朴、前胡、半夏、炙甘草、生姜理气散满，祛痰止咳，化湿和中；肉桂温肾纳气；当归养血补肝，共奏降逆平喘，温肾纳气之功。
- **主治：** 上实下虚的痰涎壅盛的咳喘证。症见咳喘短气，动则气促，胸闷膈满，腰疼脚软，舌苔白滑或白腻。
- **加减：** 若肾阳衰弱，形寒肢冷、声低息短、多汗气促者，加重肉桂用量，并配伍沉香、白果、杏仁、五味子。若肾气未虚，则去肉桂，加炙麻黄、茯苓。黄痰、咯血者，去肉桂、生姜、当归，加葶苈子、生大黄、黄芩。久病体弱者，加服金匮肾气丸及胡桃肉。如兼风痰表证，加麻黄、杏仁。痰涎壅盛，咳嗽气逆，不能平卧者，去肉桂，加沉香。气虚者，加党参、五味子。小便不利者，加车前子、冬瓜皮。
- **附记：** 凡属肺热，寒喘者，不宜服用本方。

**【方源】**

宋代 陈师文《太平惠民和剂局方》

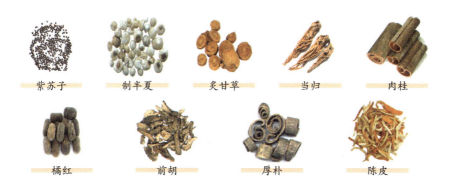

紫苏子　制半夏　炙甘草　当归　肉桂

橘红　前胡　厚朴　陈皮

## 参赭镇气汤

补肾纳气，定喘。

【方源】近代 张锡纯《医学衷中参西录》

- **方歌**：参赭镇气治喘息，台参龙骨生牡蛎，山药赭石净萸肉，芡芍苏子降逆气。
- **组成**：野台参、生杭白芍各12克，生芡实、生山药各15克，生赭石、山茱萸（去净核）、生龙骨、生牡蛎各18克，紫苏子（炒）6克。
- **用法**：水煎服。每日1剂，日服2次。
- **方解**：方中赭石能"镇胃气上逆、开胸膈、坠痰涎、止呕吐、通燥结""人参借赭石下行之力，挽回将脱之元气，以镇安奠定之"（《医学衷中参西录》）；芡实、山药补脾益肾；山茱萸益气固脱，补肾；龙骨、牡蛎固脱收涩，保守元气；白芍养血敛阴；紫苏子清痰降逆，使逆气转而下气，引药力速于下达也。此方为张锡纯治喘息的首选之方，其效不同凡响。
- **主治**：阴阳两虚，喘逆急促，有将脱之势；亦治肾虚不摄，冲气上逆，致胃气不降满闷。
- **加减**：临证应用，可随症灵活加减。

## 人参蛤蚧散

补肺清热，化痰定喘。

【方源】元代 罗天益《卫生宝鉴》

- **方歌**：人参蛤蚧光杏仁，二母甘苓桑白皮，补肺清热主定喘，肺肾两虚此方珍。
- **组成**：蛤蚧1对，杏仁、甘草各150克，知母、桑白皮、人参、茯苓、贝母各60克。
- **用法**：上药共研细末。每服6克，日服2次。如改汤剂，方中蛤蚧、人参研末另吞，余药用量各适量。
- **方解**：方用人参、蛤蚧补肺肾，定喘急，佐以杏仁、贝母化痰止咳，知母、桑白皮清泄肺热，茯苓渗湿化痰，甘草调和诸药，兼能化痰止咳。合而用之，共奏补肺纳气、清热化痰、止咳平喘之功。
- **主治**：咳喘。症见久病上气喘息、咳嗽或咯唾脓血，或遍身浮肿者。
- **附记**：对外感引起的咳喘，不宜应用。

## 冷哮丸

温肺散寒，祛痰平喘。

- **方歌**：冷哮丸方是良方，麻乌细椒半夏曲，白矾皂角款冬花，杏甘紫菀胆南星。
- **组成**：麻黄、川乌、细辛、蜀椒、白矾、皂角、半夏曲、胆南星、杏仁、甘草各30克，紫菀、款冬花各60克。
- **用法**：上药共研细末，姜汁调神曲末打糊为丸。每服3～6克，日服2次。
- **方解**：本方为寒饮内蓄，肺失肃降之病症而设。方用麻黄、杏仁、细辛、蜀椒、川乌温肺散寒，化痰平喘；配以半夏曲、胆南星、皂角祛痰化饮，降逆平喘；白矾清热化饮；杏仁、紫菀、款冬花止咳平喘；甘草调和诸药。诸药合用，共奏温肺散寒、祛痰化饮、止咳平喘之功。
- **主治**：寒痰哮喘。遇冷即发，胸膈痞满，倚息不得卧，苔白腻，脉滑紧。
- **附记**：本方不可久用，以免损伤正气。体质极度虚弱者、孕妇以及痰热壅肺者禁用。

【方源】

清代 张璐
《张氏医通》

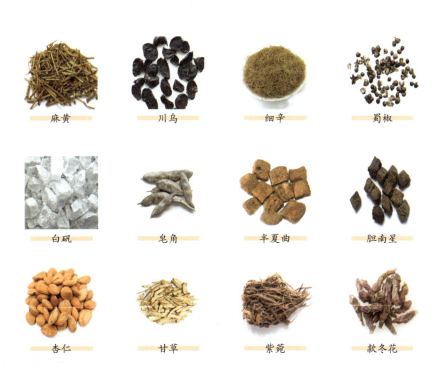

麻黄　　川乌　　细辛　　蜀椒

白矾　　皂角　　半夏曲　　胆南星

杏仁　　甘草　　紫菀　　款冬花

# 肺痈

肺痈是由风热邪毒蕴滞于肺，热壅血瘀，血腐化脓而成。以发热、胸痛、咳吐腥臭脓血痰为主要症状的肺化脓症。相当于肺脓疡、化脓性肺炎、肺坏疽，以及慢性支气管炎和支气管扩张感染化脓等疾病。

肺痈的病变部位主要在肺。其致病原因，有感受风热和肺热素盛两个方面。病理性质为邪盛的实热证候，其成痈化脓的病理基础，在于热壅血瘀。临床一般多按病程的先后各个阶段，分为初期、成痈期、溃脓期、恢复期，以作为分证的依据。辨证多属实热证候。治疗以祛邪为原则，采用清热解毒，化瘀排脓的治法，脓未成应着重清肺消痈，脓已成需排脓解毒，脓已去则以养阴清肺为要。具体处理当根据先后病机演变的各个病期，分别施治。

## 清肺汤

清肺化痰。

**【方源】** 宋代 陈言《三因极一病证方论》

- **方歌**：清肺汤是肺痈方，杏仁防己冬瓜仁，鸡子白皮薏苡仁，清肺化痰此方奇。
- **组成**：薏苡仁、防己、杏仁、冬瓜仁各9克，鸡子白皮3克。
- **用法**：上药共研为末。每用12克，加苇叶半握，水煎服。日服2次。或用饮片水煎服。
- **方解**：方用薏苡仁清泄肺热；佐以冬瓜仁、杏仁、防己、鸡蛋白皮化痰止咳，以助薏苡仁清泄肺热之功。合而用之，共奏清肺，化痰，止咳之功。
- **主治**：肺实热证。症见痰热壅肺，咳嗽，喘逆上气，发热汗出，咽中如有异物感，苔黄腻，脉滑数。
- **加减**：若发热较甚，加蒲公英、金银花、连翘。咳痰黄稠较甚，加黄芩、桑白皮、浙贝母。咳唾脓血，加桃仁、苇茎等。

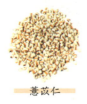
薏苡仁

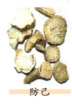
防己

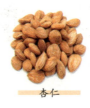
杏仁

冬瓜仁

鸡子白皮

## 桔梗汤

利肺止咳，排脓消痈。

- **方歌**：桔梗汤中用防己，桑皮贝母瓜蒌子，甘枳当归薏杏仁，黄芪百合姜煎此。肺痈吐脓或咽干，便秘大黄可加使。
- **组成**：桔梗、防己、桑白皮、贝母、瓜蒌子、枳壳、当归、薏苡仁各3克，黄芪5克，杏仁、百合、甘草各2克。
- **用法**：上药加生姜水煎服。每日1剂，日服2次。
- **方解**：肺痈多为热毒瘀血壅结，酝酿成脓所致。治宜清热解毒，化瘀排脓。若肺痈日久，亦有气阴大伤，面色不华，形体消瘦，咯吐脓血，口燥咽干，脉转虚数者，此为正虚邪恋，急当扶正托邪，当于补养气阴之中，配合排脓解毒之品。故方中用黄芪补肺气；杏仁、桑白皮、薏苡仁、百合补肺利气而清火；瓜蒌子（即瓜蒌仁）、贝母润肺化痰；甘草、桔梗升提肺气，清利咽喉；防己祛风除湿；当归和血；枳壳利气。诸药合用，于养肺滋阴之外，兼能补养气血、清化痰热，共奏清热补肺，利气除痰消痈排脓之功，是为调理之方（《汤头歌诀》）。
- **主治**：肺痈。症见咳吐脓血，咽干口燥。
- **加减**：便秘加大黄。本方常与千金苇茎汤互为加减运用。
- **附记**：凡体弱正虚者，服之能扶正托毒，为治疗肺痈虚证的优良方剂。实热证忌用。

【方源】

宋代 严用和
《济生方》

## 苇茎汤

清肺化痰，逐瘀排脓。

- **方歌**：苇茎汤方出千金，桃仁薏苡冬瓜仁，瘀热肺脏成痈毒，清热排脓病自宁。
- **组成**：苇茎、薏苡仁各30克，冬瓜仁24克，桃仁9克。
- **用法**：水煎服。每日1剂，日服2次。
- **方解**：肺痈多由痰热瘀血壅结于肺，蕴蓄成痈所致。治宜清热化痰，逐瘀排脓。方中以苇茎清热泄热为君，乃治肺痈要药；以冬瓜仁祛痰排脓为臣；薏苡仁清热利湿，桃仁活血祛瘀，为佐使药。药虽四味，性味亦属平淡，但其清热化痰、逐瘀排脓之功，却很全面，对于肺痈将成者，服之可使消散，已成脓者，服之可使脓排瘀去，痈自可愈。

【方源】

唐代 孙思邈
《备急千金要方》

- **主治**：肺痈。症见咳吐腥臭，黄痰脓血，胸中隐痛，咳时尤甚，舌红苔黄腻，脉滑数。
- **加减**：若见壮热，加金银花、连翘、鱼腥草、天花粉。胸痛较剧，加丹参、赤芍。脓痰排出不多，加桔梗、甘草、金荞麦。气血不足，加黄芪、当归。麻疹透发、咳嗽痰多，加贝母、桑白皮。壮热喘咳，可合麻杏石甘汤同用。小儿连咳、痰涎壅盛、气喉回转，合葶苈大枣泻肺汤同用。咳嗽而咯血，合丹溪咳血方同用。
- **附记**：方中原用苇茎，目前临床均改用芦根。芦根宜用鲜者，症情较重可适量加大剂量。

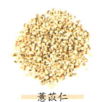
薏苡仁

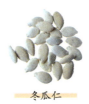
冬瓜仁

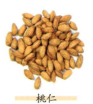
桃仁

## 射干麻黄汤

温肺化饮，止咳平喘。

【方源】
汉代 张仲景
《金匮要略》

- **方歌**：射干麻黄咳上气，肺痈喉中水鸡声，射麻生姜辛菀夏，五味大枣并款冬。
- **组成**：射干、细辛、紫菀、款冬花、半夏各9克，麻黄、生姜各12克，五味子3克，大枣7枚。
- **用法**：水煎服。每日1剂，日服2次。
- **方解**：方中麻黄宣肺散寒，射干开结消痰，并为君药；生姜散寒行水，半夏降逆化饮，共为臣药；紫菀、款冬花温润除痰，下气止咳，五味子收敛耗散之肺气，均为佐药；大枣益脾养胃，为使药。诸药相配，共奏宣肺散寒、化饮止咳之功。
- **主治**：肺痈，痰饮，咳喘。
- **加减**：喘逆甚者，可加紫苏子、葶苈子、白芥子、莱菔子之类。咯痰不畅者，加桔梗、瓜蒌仁。痰多，加南星、竹沥。肾虚者，加菟丝子、狗脊、补骨脂。

# 肺炎

肺炎是指肺组织发生的炎症，绝大多数由微生物，包括病毒、支原体、立克次体、细菌和真菌等引起，物理性、化学性因素以及过敏反应等亦可能引起肺部的炎症反应。肺炎的临床症状主要表现为：寒战、发热、胸痛、咳嗽、咳痰和气急等，也可能伴有恶心、呕吐、腹胀、腹泻和黄疸等消化道症状，严重感染时会发生休克和神经系统的症状，诸如神志模糊、烦躁不安、嗜睡、谵妄和昏迷等。一旦机体的免疫功能降低时，人体就容易患肺炎。患肺炎后机体消耗甚大，此时应该多饮水，多吃高能量、高蛋白、易消化或半流质食物。治疗时宜宣肺定喘，清热化痰。

## 麻杏石甘汤

辛凉宣泄，清肺平喘。

- **方歌**：伤寒麻仁石甘汤，汗出而喘法度良，辛凉疏泄能清肺，定喘除烦效力张。
- **组成**：麻黄、杏仁各9克，甘草6克，石膏24克。
- **用法**：水煎取药汁。每日1剂，分2次服用，一般7日为1个疗程。
- **方解**：方用麻黄为君，取其能宣肺而泄邪热，是"火郁发之"之义。但麻黄性温，故配伍辛甘大寒之石膏为臣药，而且用量倍于麻黄，使宣肺而不助热，清肺而不留邪，肺气肃降有权，喘急可平，是相制为用。杏仁降肺气，用为佐药，助麻黄、石膏清肺平喘。炙甘草既能益气和中，又与石膏合而生津止渴，更能调和于寒温宣降之间，所以是佐使药。综观药虽四味，配伍严谨，用量亦经斟酌，尤其治肺热而用麻黄配石膏，是深得配伍变通灵活之妙，所以清泄肺热，疗效可靠。
- **主治**：风热犯肺型肺炎。症见发热，微恶风寒，或有汗出，鼻流浊涕，咳嗽不爽，痰黄黏稠，咽痛喉痛，口干欲饮，舌苔薄黄，脉浮数。

【方源】

汉代 张仲景《伤寒论》

➕ **加减**：壮热烦渴，倍用石膏，加知母，清热宣肺。喘息痰鸣者加葶苈子、浙贝母泻肺化痰。咽喉红肿疼痛，加射干、蝉蜕利咽消肿。津伤口渴加天花粉生津清热。

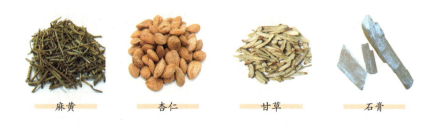

麻黄　　杏仁　　甘草　　石膏

## 葶苈大枣泻肺汤

泻肺行水，下气平喘。

**【方源】**
汉代 张仲景
《金匮要略》

🔍 **方歌**：喘而不卧肺成痈，口燥胸痛数实呈，葶苈一丸十二枣，雄军直入夺初萌。

⚗️ **组成**：葶苈子（熬令黄色，捣丸如弹子大）10克，大枣4枚。

🥣 **用法**：水煎服。

📖 **方解**：方中葶苈子味苦，其性剽悍，能泻肺中之水气，逐痰开闭；大枣味甘，其性缓和，能守护中州，益气健脾。二药一急一缓，一攻一补，甘苦化合，相须相成，制方之巧者也。

📋 **主治**：痰热壅肺型肺炎。症见热烦渴，汗出，咳嗽气粗，或伴喘促或痰黄带血，胸闷胸痛，口渴，舌红苔黄，脉洪数或滑数。

➕ **加减**：痰重者加猴枣散豁痰。热甚腑实加生大黄、玄明粉通腑泄热。痰多加天竺黄、制胆南星化痰。唇紫加丹参、当归、赤芍活血化瘀。

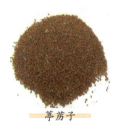
葶苈子

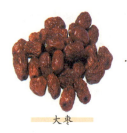
大枣

# 肺气肿

肺气肿是肺脏充气过度，致使支气管、肺泡管、肺泡囊和肺泡过度膨胀的一种病理状态。一般病程较长，缓慢发生，早期患者没有什么症状，或仅有些咳嗽、咯痰；随着病变的发展，患者在运动时开始出现呼吸困难、气短，乃至力不从心；病状再恶化下去的话，患者在休息时都会感到吸收困难，有的嘴唇、手指甲、脚指甲呈现紫色，学名叫"发绀"。冬至到来时，肺气肿患者的病情往往加重，伴有畏寒、发热、咯脓痰、全身无力、上腹饱胀等症状。

中医根据辨证施治，常把肺气肿分为肾虚、脾虚、痰壅等类型，治疗时主张温阳固本，宣肺平喘，消痰止咳，通气活血。

## 小青龙汤

解表散寒，温肺化饮。

- **方歌**：小小青龙最有功，风寒束表饮停胸，辛夏甘草和五味，姜桂麻黄白芍同。
- **组成**：麻黄（去节）、白芍、桂枝（去皮）、半夏各9克，细辛、干姜、炙甘草、五味子各6克。
- **用法**：水煎温服。
- **方解**：方中麻黄、桂枝、干姜、细辛温肺散寒化饮；半夏、甘草祛痰降逆；佐白芍、五味子收敛肺气，使散中有收。
- **主治**：风寒内饮型肺气肿。症见咳逆喘满不得卧，气短气急，咯痰白稀，呈泡沫状，胸部膨满，恶寒，周身酸楚，或有口干不欲饮，面色青黯，舌体胖大，舌质暗淡，舌苔白滑，脉浮紧。
- **加减**：若咳而上气，喉中如有水鸣声，表寒不著者，可用射干麻黄汤。若饮郁化热，烦躁而喘，脉浮，用小青龙加石膏汤兼清郁热。

【方源】

汉代 张仲景《伤寒论》

## 越婢加半夏汤

宣肺泄热，止咳平喘。

**【方源】** 汉代 张仲景《金匮要略》

**方歌：** 风水多兮气亦多，水风相搏浪涛涛，全凭越婢平风水，加夏半升莫巨波。

**组成：** 麻黄12克，石膏25克，生姜、半夏各9克，大枣15枚，甘草6克。

**用法：** 上药六味，以水1.2升，先煮麻黄，去上沫，纳诸药，煮取600毫升，分三次温服。

**方解：** 方用麻黄、石膏，辛凉配伍，辛能宣肺散邪，凉能清泄肺热；半夏、生姜散饮化痰以降逆；甘草、大枣安内攘外，以扶正祛邪。

**主治：** 痰热郁肺型肺气肿。症见咳逆喘息气粗，痰黄或白，黏稠难咯，胸满烦躁，目胀睛突，或发热汗出，或微恶寒，溲黄便干，口渴欲饮，舌质暗红，苔黄或黄腻，脉滑数。

**加减：** 若痰热内盛，痰胶黏不易咯出，加鱼腥草、黄芩、瓜蒌皮、贝母、海蛤粉以清化痰热，痰热内盛亦可用桑白皮汤。痰热壅结，便秘腹满者，加大黄、风化硝通腑泄热。痰鸣喘息，不能平卧者，加射干、葶苈子泻肺平喘。若痰热伤津，口干舌燥，加天花粉、知母、麦冬以生津润燥。

## 九仙散

敛肺止咳，益气养阴。

**【方源】** 元代 罗天益《卫生宝鉴》

**方歌：** 九仙散里款冬花，参桔味阿罂粟壳，贝母乌梅桑白皮，敛肺止咳气阴益。

**组成：** 人参、款冬花、桔梗、桑白皮、五味子、阿胶、乌梅各30克，贝母240克，罂粟壳240克。

**用法：** 上药共研细末。每服9克，日服2次，开水送服。现多改用汤剂水煎服，各药用量按常规剂量酌减。

**方解：** 方用五味子、罂粟壳、乌梅敛肺止咳；配以桑白皮、贝母、款冬花、桔梗清宣肺热，化痰止咳；佐以人参、阿胶益气养阴。本方配伍严谨，敛肺、清肺、益肺与化痰止咳同用，治疗久咳肺虚、气阴耗伤之病症，功效颇佳。

**主治：** 咳嗽日久不已。症见咳甚则气喘、无痰或痰少，自汗，舌淡苔薄或舌红少津，脉虚数。

➕ **加减：** 若咳甚者，加紫菀、枇杷叶、杏仁。午后潮热，加生地黄、麦冬、知母、地骨皮。腰膝酸软、怕冷，加肉桂、杜仲、巴戟天。

⏩ **附记：** 本方敛肺止咳的力量较强，因此，虽久咳不止，但内多痰涎、或外有表邪、或属热病汗出者，均不宜应用，以免有"闭门留寇"之患。

## 五味子汤

益气生津，敛肺止咳。

**【方源】**

明代 王肯堂《证治准绳》

**方歌：** 五味子汤麦人参，杏仁陈皮枣姜随，益气养阴佐敛肺，临证加减宜变通。

**组成：** 人参、五味子、杏仁各6克，麦冬、陈皮各3克，生姜3片，大枣2枚。

**用法：** 水煎服。每日1剂，日服2次。

**方解：** 方用人参、麦冬益气养阴，五味子敛肺止咳，杏仁、陈皮、生姜温散寒痰、宣肺止咳，大枣培中。诸药合用，治疗久咳不止，气阴两虚之病症。

**主治：** 气阴两虚型肺气肿。症见久咳不止，少痰或无痰，喘促自汗，口舌干燥，脉虚而数。

➕ **加减：** 若见久咳肺肾两虚者，加胡桃肉、紫河车、蛤蚧、补骨脂等。痰中带血者，加藕节、白茅根、侧柏叶、血余炭。伴盗汗者，加糯稻根、浮小麦、碧桃干、麻黄根。口干甚者，加玉竹、天花粉、生地黄、石斛。肺气虚者，加白术、山药。

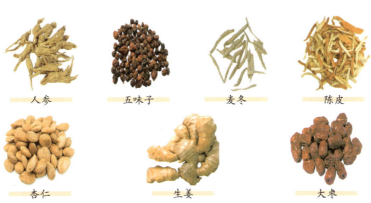

人参　五味子　麦冬　陈皮

杏仁　生姜　大枣

# 肺结核

肺结核病是指由于结核菌侵入肺部后产生的一种慢性呼吸道传染性疾病。人感染此病,往往会表现出低热、夜间盗汗、咳嗽、咳痰、胸痛、呼吸困难等症状。低热一般出现在午后,热度在37.4℃~38℃之间。夜间盗汗亦是结核患者常见的中毒症状,夜间熟睡时大汗淋淋,几乎湿透衣服,觉醒后汗止。肺结核引发的咳嗽通常是干咳,咳痰很少。当结核坏死灶累及肺毛细血管时,往往会咯血。另外,部分患者还会出现疲乏无力、胃纳减退、消瘦、失眠等全身症状。

成年人和小儿都可能患上肺结核。小儿所患结核多为原发性肺结核,发病初期多无明显症状,随着病情的发展,会表现出低热、干咳、盗汗、食欲减退等现象。小儿抵抗力弱,治疗不及时,该病可发展为粟粒性肺结核,甚至引起并发病,伤及脑、肾、肠、骨骼等其他器官组织。

中医把肺结核归为肺痨症,治疗以扶正固本、抗结核杀虫为原则。

## 保真汤

益气养阴。

【方源】元代 葛可久《十药神书》

- **方歌**:保真肺痨气阴亏,参芪术草二地归,二苓二芍二冬柴,陈朴骨莲知柏味。
- **组成**:当归、党参、生地黄、熟地黄、白术、黄芪各9克,赤茯苓、白茯苓、甘草、陈皮、厚朴各4.5克,天冬、麦冬、莲子心、白芍、知母、黄柏、五味子、柴胡、地骨皮各6克。
- **用法**:水煎服。
- **方解**:方中党参、黄芪、白术、茯苓、甘草补肺益脾,培土生金;天冬、麦冬、生地黄、熟地黄、当归、白芍以育阴养营,填补精血;地骨皮、黄柏、知母、柴胡、莲子心以滋阴清热;厚朴、陈皮理气运脾。并可加白及、百部以补肺杀虫。
- **主治**:气阴耗伤型肺结核。症见咳嗽无力,气短声低,咯痰清稀色白,偶或痰中夹血,或咯血,血色淡红,午后潮热,伴有畏风,怕冷,自汗与盗汗并见,面色㿠白,颧红,纳少神疲,便溏,舌质嫩红,或舌淡有齿印,苔薄,脉细弱而数。

- **加减**：咳嗽痰稀，可加紫菀、款冬花、紫苏子温润止嗽。夹有湿痰症状者，可加半夏、陈皮以燥湿化痰。咯血量多者可酌加花蕊石、蒲黄、仙鹤草、三七配合补气药以止血摄血。如纳少腹胀，大便溏薄等脾虚症状明显者，酌加白扁豆、薏苡仁、莲子肉、山药等甘淡健脾。慎用地黄、阿胶、麦冬等滋腻之品，以免妨碍脾之健运，必要时可佐陈皮、麦芽等以助脾运。

## 补天大造丸

补五脏虚损。

- **方歌**：补天参芪术苓山，酸枣远志杞龟甲，地芍鹿归河车紫，培补阴阳有情檀。
- **组成**：人参60克，黄芪（蜜炙）、白术（陈土蒸）各90克，当归（酒蒸）、酸枣仁（去壳炒）、远志（去心，甘草水泡炒）、白芍（酒炒）、山药（乳蒸）、茯苓（乳蒸）各45克，枸杞子（酒蒸）、大熟地黄（九蒸晒）各120克，紫河车一具甘草水洗，鹿角（熬膏）500克，龟甲（与鹿角同熬膏）240克。
- **用法**：以龟鹿胶和药，加炼蜜为丸。每早开水下12克。
- **方解**：全方肺脾肾兼顾，阴阳双补。方中人参、黄芪、白术、山药、茯苓以补肺脾之气；白芍、地黄、当归、枸杞子、龟甲培补阴精以滋养阴血；鹿角胶、紫河车助真阳而填精髓；酸枣仁、远志敛阴止汗，宁心止悸。诸药合用，共其补气养血、补肾填精之功。
- **主治**：阴阳两虚型肺结核。症见咳逆喘息少气，咯痰色白；或夹血丝，血色暗淡，潮热，自汗，盗汗，声嘶或失音，面浮肢肿，心慌，唇紫，肢冷，形寒；或见五更泄泻，口舌生糜，大肉尽脱，男子滑精、阳痿，女子经少、经闭，舌质淡或光嫩少津，脉微细而数；或虚大无力。
- **加减**：若肾虚气逆喘息者，配胡桃仁、冬虫夏草、蛤蚧、五味子等摄纳肾气以定喘。阳虚血瘀水停者，可用真武汤合五苓散加泽兰、红花、北五加皮温阳化瘀行水。五更泄泻者配用煨肉豆蔻、补骨脂以补火暖土，此时忌投地黄、阿胶、当归等滋腻润肠之品。

**【方源】**

清代 程国彭
《医学心悟》

# 月华丸

补虚抗结核,滋阴镇咳,化痰止血。

- **方歌**:月华丸方擅滋阴,二冬二地沙贝苓,山药百部胶三七,獭肝桑菊保肺金。
- **组成**:天冬、生地黄、麦冬、熟地黄、山药、百部、沙参、川贝母、阿胶各30克,茯苓、獭肝、三七各15克。
- **用法**:用白菊花60克(去蒂),桑叶60克(经霜者)熬膏,将阿胶化入膏内和药,稍加炼蜜为丸,如弹子大。每服1丸,含化,一日三次。
- **方解**:方中北沙参、麦冬、天冬、生地黄、熟地黄滋阴润肺;百部、獭肝、川贝润肺止嗽,兼能杀虫;桑叶、白菊花清肺止咳;阿胶、三七止血和营;茯苓、山药健脾补气,以资生化之源。
- **主治**:肺阴亏虚型肺结核。症见干咳,咳声短促,或咯少量黏痰,或痰中带血丝或血点,血色鲜红,胸部隐隐闷痛,午后手足心热,皮肤干灼,口干咽燥,或有轻微盗汗,舌边尖红苔薄,脉细或细数。
- **加减**:若咳嗽频繁而痰少质黏者,加百合、杏仁、炙枇杷叶以润肺化痰止咳。痰中带血丝较多者,加白及、仙鹤草、白茅根、蛤粉炒阿胶等和络止血。若潮热骨蒸甚者,酌加银柴胡、地骨皮、功劳叶、青蒿等以清虚热。

【方源】

清代 程国彭《医学心悟》

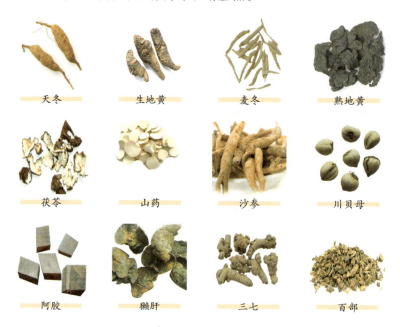

天冬　生地黄　麦冬　熟地黄

茯苓　山药　沙参　川贝母

阿胶　獭肝　三七　百部

# 第三章

## 心脑血管病证

## 心悸

心悸是指患者自觉心中悸动，心跳快而强，心前区出现不适。心悸发病过程中，多伴有失眠、健忘、眩晕、耳鸣等症。为什么会发生心悸呢？研究发现，它与多种病症有关，最常见的就是心血管疾病，心肌炎、心包炎、心律失常及高血压等都能引起心悸。贫血、低血糖、高热、甲状腺功能亢进、肺部炎症、肠梗阻等疾病，也能引起心悸；神经系统出现问题的人，如患有神经衰弱症、自主神经功能紊乱等，也会出现心悸的症状；另外，服食氨茶碱、阿托品等药物后，往往会出现心悸。

心悸属中医中"惊悸"和"怔忡"的范畴。中医认为心悸之症虚为本，实为标，人患此病多与体质虚弱、情志所伤、劳倦、汗出受邪等有关。

## 安神定志丸

镇惊定志,养心安神。

- 方歌:安神定志朱龙齿,党参二茯远菖蒲,服药蜜调能益气,心虚痰扰皆能除。
- 组成:远志6克,石菖蒲5克,茯神、茯苓各15克,朱砂2克(冲服),龙齿25克(先煎),党参9克。
- 用法:每服6克,开水送下。
- 方解:方中朱砂、龙齿重镇安神;远志、石菖蒲入心开窍,除痰定惊,同为主药;茯神养心安神,茯苓、党参健脾益气,协助主药宁心除痰。可加琥珀、磁石重镇安神。
- 主治:心虚胆怯型心悸。症见心悸不宁,善惊易恐,坐卧不安,少寐多梦而易惊醒,食少纳呆,恶闻声响,苔薄白,脉细略数或细弦。

【方源】

清代 程国彭《医学心悟》

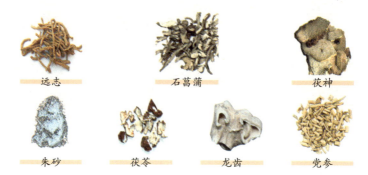

远志　　石菖蒲　　茯神

朱砂　　茯苓　　龙齿　　党参

## 黄连阿胶汤

清热育阴,交通心肾。

- 方歌:黄连阿胶鸡子黄,黄芩芍药不可忘,滋阴泻火清虚热,交通心肾效力彰。
- 组成:黄连12克,阿胶9克,黄芩、芍药各6克,鸡子黄2枚。
- 用法:上5味,以水1.2升,先煮3物,取600毫升,去滓。内胶烊尽,小冷,内鸡子黄,搅令相得。每次温服200毫升,日3服。
- 方解:方中黄连、黄芩清心火,阿胶、芍药滋阴养血,鸡子黄滋阴清热两相兼顾。常加酸枣仁、珍珠母、生牡蛎等以加强安神定悸之功。
- 主治:阴虚火旺型心悸。症见心悸易惊,心烦失眠,五心烦热,口干,盗汗,思虑劳心则症状加重,伴有耳鸣,腰酸,头晕目眩,舌红少津,苔薄黄或少苔,脉细数。
- 加减:肾阴亏虚、虚火妄动、遗精腰酸者,加龟甲、熟地黄、知母、黄柏,或加服知柏地黄丸,滋补肾阴,清泻虚火。

【方源】

汉代 张仲景《伤寒论》

## 桂枝甘草龙骨牡蛎汤

镇惊安神，温养心阳。

- **方歌**：桂枝甘草龙牡汤，温补心阳安神良；心悸烦躁与汗出，阴阳交媾法用详。火逆烧针烦躁生，下之心悸神不宁；阳阴交媾收奇效，气扰神魂顷刻清。
- **组成**：桂枝（去皮）9克，炙甘草15克，龙骨、牡蛎（熬）各20克。
- **用法**：水煎服。
- **方解**：本方为治疗心阳不足、神失温养之心神不宁证的常用方。方中桂枝、炙甘草温补心阳，生龙齿、生牡蛎安神定悸。
- **主治**：心阳不振型心悸。症见心悸不安，胸闷气短，动则尤甚，面色苍白，形寒肢冷，舌淡苔白，脉虚弱，或沉细无力。
- **加减**：大汗出者，重用人参、黄芪，加煅龙骨、煅牡蛎、山茱萸，或用独参汤煎服；心阳不足、寒象突出者，加黄芪、人参、附子益气温阳；夹有瘀血者，加丹参、赤芍、桃仁、红花等。

桂枝　　炙甘草　　龙骨　　牡蛎

**【方源】**

汉代 张仲景《伤寒论》

## 苓桂术甘汤

温阳化饮，健脾利湿。

- **方歌**：苓桂术甘化饮剂，温阳化饮又健脾，饮邪上逆胸胁满，水饮下行悸眩去。
- **组成**：茯苓12克，桂枝9克，白术、炙甘草各6克。
- **用法**：水煎服。
- **方解**：本方为治疗痰饮的常用方剂。方中茯苓淡渗利水，桂枝、炙甘草通阳化气，白术健脾祛湿。
- **主治**：水饮凌心型心悸。症见心悸，胸闷痞满，渴不欲饮，下肢浮肿，形寒肢冷，伴有眩晕，恶心呕吐，流涎，小便短少，舌淡苔滑或沉细而滑。
- **加减**：兼见恶心呕吐，加半夏、陈皮、生姜皮和胃降逆止呕。尿少肢肿，加泽泻、猪苓、防己、大腹皮、车前子利水渗湿。

**【方源】**

汉代 张仲景《金匮要略》

兼见水湿上凌于肺，肺失宣降，出现咳喘，加杏仁、桔梗以开宣肺气，葶苈子、五加皮、防己以泻肺利水。兼见瘀血者，加当归、川芎、丹参活血化瘀。

## 红花桃仁煎

活血化瘀，理气通络。

【方源】
宋代 陈沂《陈素庵妇科补解》

- **方歌**：桃仁红花赤生地，理气青皮与香附，祛瘀丹参和延胡，归芎加入心瘀除。
- **组成**：红花、青皮各6克，桃仁、川芎、当归、延胡索、香附各10克，生地黄、赤芍、丹参各12克。
- **用法**：水煎服。
- **方解**：方中桃仁、红花、丹参、赤芍、川芎活血化瘀，延胡索、香附、青皮理气通脉止痛，生地黄、当归养血和血。
- **主治**：心血瘀阻型心悸。症见心悸，胸闷不适，心痛时作，痛如针刺，唇甲青紫，舌质紫暗或有瘀斑，脉涩或结或代。
- **加减**：胸部窒闷不适，去生地黄之滋腻，加沉香、檀香、降香利气宽胸。胸痛甚，加乳香、没药、五灵脂、蒲黄、三七粉等活血化瘀，通络定痛。兼气虚者，去理气之青皮，加黄芪、党参、黄精补中益气。兼血虚者，加何首乌、枸杞子、熟地黄滋养阴血。兼阴虚者，加麦冬、玉竹、女贞子滋阴。兼阳虚者，加附子、肉桂、淫羊藿温补阳气。兼挟痰浊，而见胸满闷痛，苔浊腻者，加瓜蒌、薤白、半夏理气宽胸化痰。

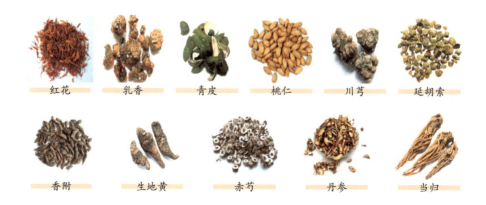

红花　乳香　青皮　桃仁　川芎　延胡索

香附　生地黄　赤芍　丹参　当归

# 失眠

人的一生中，有三分之一时间是处于睡眠状态，不过越来越多的人却无法入眠，患上了失眠症。失眠症又称为失眠障碍，即自觉失去睡眠能力，睡眠不足，入睡困难、早醒等。长期的失眠，会给人带来身体和精神上的双重折磨，患者不仅白天精神萎靡，疲惫无力，情绪不稳，而且记忆力减退，免疫能力降下，有时出现心慌、心悸等自主神经功能紊乱现象。

中医称失眠为不寐，认为此病发生为邪扰心神或心神不交所致，可分三类：一类是情志不遂，肝火扰动心神；一类是脾胃受伤，胃气不和，则夜卧不安；一类是思虑劳倦太过，伤及心脾。

## 朱砂安神丸

重镇安神，清心泻火。

- **方歌**：朱砂安神东垣方，归连甘草合地黄，怔忡不寐心烦乱，养阴清热可康复。
- **组成**：朱砂（另研，水飞为衣）15克，黄连（去须，净，酒洗）18克，炙甘草16.5克，生地黄4.5克，当归（去芦）7.5克。
- **用法**：上药研末，炼蜜为丸，每次6～9克，临睡前温开水送服；亦可作汤剂，用量按原方比例酌减，朱砂研细末水飞，以药汤送服。
- **方解**：方中朱砂性寒可胜热，重镇安神；黄连清心泻火除烦；生地黄、当归滋阴养血，养阴以配阳。可加黄芩、栀子、连翘，加强本方清心泻火之功。本方宜改丸为汤，朱砂用少量冲服。
- **主治**：失眠、心悸。失眠多梦，惊悸怔忡，心烦神乱；或胸中懊恼，舌尖红，脉细数。
- **加减**：若胸中懊恼，胸闷泛恶，加豆豉、竹茹，宣通胸中郁火；若便秘溲赤，加大黄、淡竹叶、琥珀，引火下行，以安心神。

【方源】

金代 李东垣《内外伤辨惑论》

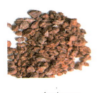
朱砂

黄连

炙甘草

生地黄

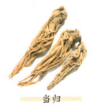
当归

# 黄连阿胶汤

养阴泻火，益肾宁心。

【方源】
汉代 张仲景
《伤寒论》

- **方歌**：黄连阿胶鸡子黄，黄芩白芍共成方，水亏火炽烦不卧，滋阴降火自然康。
- **组成**：黄连12克，阿胶9克，芍药、黄芩各6克，鸡蛋黄2个。
- **用法**：将黄连、芍药、黄芩加水1200毫升，入锅煎煮，煎至600毫升，去渣，放入阿胶烊尽，稍冷，加入鸡蛋黄，搅匀即成。每次取200毫升药液服用，每日3次。
- **方解**：本方证是以肾阴亏虚、心火亢盛、心肾不得相交为主要病机的病症。其多由素体阴虚，复感外邪，邪从火化，致阴虚火旺而形成的少阴热化证。少阴属心肾，心属火，肾属水。肾水亏虚，不能上济于心，心火独亢于上则心中烦、不得卧；口干咽燥，手足心热，腰膝酸软或遗精，舌尖红少苔，脉细数均为阴虚火旺之象。本证心火独亢，肾水亏虚，治应泻心火、滋肾阴、交通心肾。方中黄连泻心火，阿胶益肾水，黄芩佐黄连，则清火力大；白芍佐阿胶，则益水力强。妙在鸡子黄，乃滋肾阴，养心血而安神，数药合用，则肾水可旺，心火可清，心肾交通，水火既济，诸证悉平。
- **主治**：失眠，心烦不得卧。
- **加减**：心胸烦热明显者，加竹叶、栀子以清心泻热。肾阴虚明显者，加女贞子、枸杞子以育阴和肾。头晕目眩者，加钩藤、熟地黄以滋补阴血，利头目。失眠明显者，加柏子仁、酸枣仁以滋补阴血安神。大便干者，加麦冬、火麻仁以滋阴润燥生津。

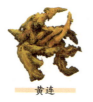
黄连

阿胶

芍药

黄芩

鸡蛋黄

- **方歌:** 温胆夏茹枳陈助,佐以茯草姜枣煮,理气化痰利胆胃,胆郁痰扰诸证除。
- **组成:** 半夏(汤洗七次)、竹茹、枳实(麸炒,去瓤)各60克,陈皮90克,甘草(炙)30克,茯苓45克。
- **用法:** 每服12克,加生姜5片,大枣1枚,水煎服,用量按原方比例酌减。
- **方解:** 方中半夏辛温,燥湿化痰,和胃止呕,为君药。臣以竹茹,取其甘而微寒,清热化痰,除烦止呕。半夏与竹茹相伍,一温一凉,化痰和胃,止呕除烦之功备。陈皮辛苦温,理气行滞,燥湿化痰;枳实辛苦微寒,降气导滞,消痰除痞。陈皮与枳实相合,亦为一温一凉,而理气化痰之力增,两药与竹茹共为臣药。佐以茯苓,健脾渗湿,以杜生痰之源;煎加生姜、大枣调和脾胃,且生姜兼制半夏毒性。以甘草为使,调和诸药。综合全方,半夏、陈皮、生姜偏温,竹茹、枳实偏凉,温凉兼进,令全方不寒不燥,理气化痰以和胃,胃气和降则胆郁得舒,痰浊得去则胆无邪扰,如是则复其宁谧,诸症自愈。
- **主治:** 本方为治疗胆郁痰扰所致不眠、惊悸、呕吐以及眩晕、癫痫证的常用方。
- **加减:** 若心热烦甚者,加黄连、栀子、淡豆豉以清热除烦;失眠者,加琥珀粉、远志以宁心安神;惊悸者,加珍珠母、生牡蛎、生龙齿以重镇定惊;呕吐呃逆者,酌加紫苏叶或梗、枇杷叶、旋覆花以降逆止呕;眩晕,可加天麻、钩藤以平肝息风;癫痫抽搐,可加胆南星、钩藤、全蝎以息风止痉。

# 温胆汤

理气化痰,和胃利胆。

**【方源】**

南宋 陈言《三因极一病证方论》

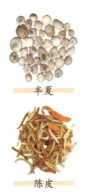
半夏

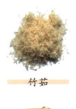
竹茹

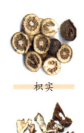
枳实

陈皮

甘草

茯苓

# 躁狂症

躁狂症是躁狂抑郁症的一种发作形式。遗传因素、体质因素、中枢神经介质的功效及代谢异常、精神因素都是躁狂症的诱发因素，以情感高涨或易激惹为主要临床相，伴随精力旺盛、言语增多、活动增多，严重时伴有幻觉、妄想、紧张症状等精神病性症状。躁狂发作时间需持续一周以上，一般呈发作性病程，每次发作后进入精神状态正常的间歇缓解期，大多数病人有反复发作倾向。

中医对躁狂症有系统的理论，积累了丰富的治疗经验，在辨证论治的前提下，以降（泄）火、豁痰、活血、开窍以治标，调整阴阳，恢复神机以治本，为其基本原则。

## 生铁落饮

镇心安神，清热化痰。

【方源】清代 程国彭《医学心悟》

- **方歌**：生铁落饮天麦冬，贝母橘红胆南星，远翘苓玄石菖蒲，茯神丹钩配朱砂。
- **组成**：天冬（去心）、麦冬（去心）、贝母各9克，胆南星、橘红、远志、石菖蒲、连翘、茯苓、茯神各3克，玄参、钩藤、丹参各4.5克，朱砂0.9克。
- **用法**：用生铁落煎熬3小时，取此水煎药服。服后安神静睡，不可惊骇叫醒。
- **方解**：本方是根据《素问》生铁落饮加味而成，功能镇心坠痰，清心安神，开窍定志。方中以生铁落镇心平肝、定惊疗狂为主药。以朱砂泻心经邪热，镇心定惊；远志散心郁，通肾气上达于心；茯神开心益智，安魂养神；三药加强安神定志之力，共为辅药。以胆南星胜湿除痰；橘红调中快膈，导滞消痰；贝母散郁清心，润心肺，化燥痰；茯苓益脾宁心，淡渗除湿；钩藤除心热，平肝风；连翘泻心火，散血凝气聚；玄参滋阴降火；丹参祛瘀生新，通利血脉；八药合用，理气化痰，清心除烦，共为佐药。以二冬合用清泻心肺之火为使药。诸药共奏心肝同治、痰火兼清、镇心安神之效，故对痰火蒙心所致之狂证有佳效。

- **主治**：痰火扰神型躁狂症。症见素有性急易怒，头痛失眠，两目怒视，面红目赤，烦躁，遇较大精神刺激，突然狂乱无知，骂詈号叫，不避亲疏，逾垣上屋，或毁物伤人，气力逾常，不食不眠，小便黄，大便干，舌质红绛，苔多黄燥而垢，脉弦大或滑数。
- **加减**：若大便秘结者，加大黄、枳实泄热通腑。若痰火壅盛而舌苔黄腻垢者，用礞石滚痰丸逐痰泻火，再用安宫牛黄丸（水牛角3倍量易犀角）清心开窍。若神较清，可用温胆汤合朱砂安神丸主之，清热化痰，养阴清热，镇心安神。

# 二阴煎

清心泻火，养阴安神。

- **方歌**：二阴煎中生地冬，玄参黄连竹叶通，灯心茯神酸枣草，滋阴降火有神功。
- **组成**：生地黄、麦冬、茯神各9克，酸枣仁、黄连6克，甘草3克，玄参、木通各5克。
- **用法**：上药用水400毫升，加灯心草20根，或竹叶亦可，煎至280毫升，空腹时服。
- **方解**：方中以生地黄、麦冬、玄参养阴清热，黄连、木通、竹叶清心泻火安神，茯神、酸枣仁、甘草养心安神定志。
- **主治**：火盛伤阴型躁狂症。症见狂病日久，其势较戢，呼之能自止，但有疲惫之象，多言善惊，时而烦躁，形瘦面红而秽，大便干结，舌红少苔或无苔，脉细数。

【方源】

明代 张介宾
《景岳全书》

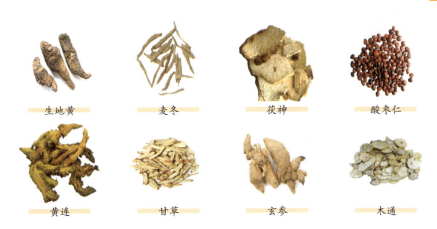

生地黄　麦冬　茯神　酸枣仁

黄连　甘草　玄参　木通

## 癫狂梦醒汤

活血理气，解郁化痰。

**【方源】** 清代 王清任《医林改错》

- 方歌：癫狂梦醒桃仁功，香附青柴半木通，陈腹赤桑苏子炒，倍加甘草缓其中。
- 组成：桃仁24克，柴胡、木通、赤芍、陈皮、桑白皮、大腹皮各9克，半夏、香附、青皮各6克，紫苏子（研）12克，甘草15克。
- 用法：水煎服。
- 方解："癫狂一症，哭笑不休，詈骂歌唱，不避亲疏，许多恶态，乃气血凝滞，脑气与脏腑气不接，如同做梦一样"（《医林改错》）。故方中用桃仁、赤芍活血祛瘀；柴胡、香附疏肝解郁；青皮、陈皮开胸行气；半夏、紫苏子、桑白皮燥湿化痰，降逆下气；木通、大腹皮利水渗湿；甘草缓急建中。诸药配合，可使湿去痰化，清阳上升，腑气通畅，气行则血行，瘀血去而气滞行，神志自清，有如大梦之初醒。
- 主治：痰结血瘀型躁狂症。症见狂病经久不愈，面色暗滞而秽，躁扰不安，多言，恼怒不休，甚至登高而歌，弃衣而走，妄见妄闻，妄思离奇，头痛，心悸而烦，舌质紫暗有瘀斑，少苔或薄黄苔干，脉弦或细涩。
- 加减：若痰涎、瘀血较盛者，可加服白金丸，以白矾消痰涎，郁金行气解郁，凉血破瘀。若头痛明显者，加川芎、延胡索活血化瘀，通络止痛。

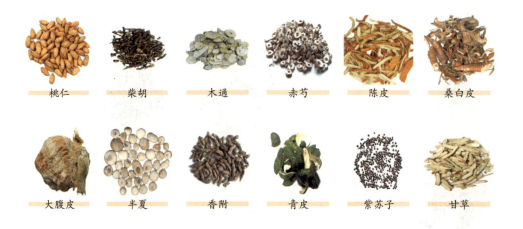

桃仁　柴胡　木通　赤芍　陈皮　桑白皮

大腹皮　半夏　香附　青皮　紫苏子　甘草

## 通窍活血汤

*活血通窍*

- **方歌**：通窍全凭好麝香，桃红大枣老葱姜，川芎黄酒赤芍药，表里通经第一方。
- **组成**：赤芍、川芎、桃仁（研泥）、红花、鲜姜（切碎）各10克，红枣7枚（去核），老葱3克（切碎），麝香0.3克（研末，另包吞服）。
- **用法**：水煎，麝香后下，临服时和入黄酒1杯。
- **方解**：方中以川芎、赤芍、桃仁、红花活血化瘀；麝香其性走窜，开窍辟秽，通络散瘀；大枣、鲜姜、老葱散达升腾，使行血之品能上达于巅顶，外彻于皮肤。
- **主治**：瘀血阻窍型躁狂症。症见狂病日久，少寐易惊，疑虑丛生，妄见妄闻，言语支离，面色晦暗，舌青紫，或有瘀斑，苔薄滑，脉小弦或细涩。
- **加减**：可加琥珀粉、大黄活血化瘀通络，石菖蒲、郁金开通机窍，柴胡、郁金、香附疏肝解郁。若尚有痰涎夹杂者，则须化瘀与涤痰并进，方中可加入胆南星、天竺黄、川贝母等。善惊，不眠多梦者，加酸枣仁、夜交藤养心安神。

**【方源】**

清代 王清任《医林改错》

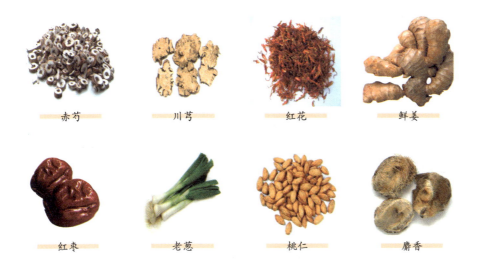

赤芍　川芎　红花　鲜姜

红枣　老葱　桃仁　麝香

# 面瘫

面瘫，即面神经麻痹，俗称"口眼㖞斜"，春、秋两季发病较高。可发生于任何年龄，而多数患者为20～40岁，男性略多。病发往往比较突然，部分病人初起时只感到耳后、耳下疼痛，继而一侧面部板滞、麻木，面部表情肌瘫痪，出现眼睛闭合不紧、露睛流泪、鼻唇沟变浅、口角歪向健康的一侧等情况，患侧则无法做出蹙额、皱眉、鼓腮等动作。在面瘫病情发展过程中，一些患者还会出现味觉减退或消失、听觉过敏、视力减弱等。

临床上，面瘫可分为周围性和中枢性两类。前者多为面部神经炎引起，后者为脑血管病变、脑肿瘤等引起。根据病情发展的天数，一些人把面瘫分为三期，即：发展期，时间为7日左右；静止期，为发病后7～20日；恢复期，发病20日以上。

导致面瘫的原因很多，中医认为多由脉络空虚，风寒之邪乘虚侵袭阳明、少阳脉络，导致经络受阻所致。

## 愈风丹

祛风化痰，解痉止痛。

【方源】金代 张从正《儒门事亲》

- **方歌**：愈风丹用芍川芎，僵蚕桔梗制南星，辛羌麻防甘全蝎，朱砂白芷明天麻。

- **组成**：芍药、川芎、炙僵蚕、桔梗、细辛、羌活、制南星、朱砂各15克，麻黄、防风、白芷、天麻、全蝎各30克，甘草9克。

- **用法**：上药共为细末，炼蜜为丸，如弹子大（约6克）。每服1丸，日服3次，开水送服。现多用饮片水煎服，各药用量适量。

- **方解**：方用羌活、防风、白芷、麻黄祛除风湿；胆南星、僵蚕、天麻、桔梗、甘草化痰祛风，通络止痛；川芎、芍药和血脉；全蝎、细辛止痹痛；朱砂养心安神。合而用之，共奏祛风化痰、解痉止痛之功。

- **主治**：痹痛寒热交作，筋骨疼痛，手足拘挛，麻木，中风口眼㖞斜，半身不遂。

## 大秦艽汤

祛风养血，清热通络。

- **方歌**：大秦艽汤羌独防，芎芷辛芩二地黄，石膏归芍苓甘术，风邪散见可通尝。
- **组成**：秦艽90克，甘草、川芎、当归、白芍、石膏、独活各60克，羌活、防风、黄芩、白芷、白术、生地黄、熟地黄、茯苓各30克，细辛15克。
- **用法**：上药研为粗末。每服30克，水煎服。现多用饮片水煎服，各药用量按常规剂量酌减。
- **方解**：本方所治乃风邪初中经络之证。风中经络，气血痹阻，所以口眼㖞斜、舌强不能言语、手足不能运动。所谓"风邪散见，不拘一经者"，是指本证各经风证均可见到而言。方中秦艽宣透外达，祛风通络；羌活散足太阳膀胱经风邪，白芷散足阳明胃经风邪，川芎散足少阳胆经风邪，细辛、独活散足少阴肾经风邪；防风散足太阴脾经风邪，此六味药相伍，能搜散一身上下诸经风邪。外风为病，每多正气先虚，而后风邪乘袭，且风药辛燥，极易耗伤血，故佐白术、茯苓、甘草健脾益气，当归、白芍、熟地黄和营养血；风为阳邪，最易化热，营血不足，化热尤速，故又佐黄芩、石膏、生地黄泄热降火，清气凉血。诸药相配，既散风邪，又益气血，兼以和营清热，俾风邪去，气血充，经络通畅，筋脉得养，则手足自然灵活，口眼㖞斜、舌强语涩亦除。
- **主治**：风邪初中。症见口眼㖞斜，舌强不能语言，肢体不利，烦热，口苦，苔黄。

【方源】

金代 刘完素《素问病机气宜保命集》

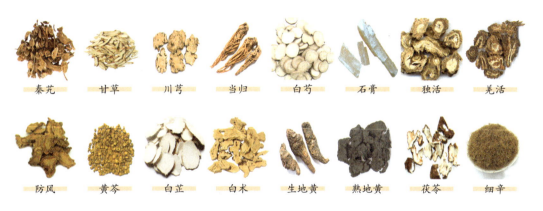

秦艽　甘草　川芎　当归　白芍　石膏　独活　羌活

防风　黄芩　白芷　白术　生地黄　熟地黄　茯苓　细辛

## 牵正散

祛风化痰，解痉通络。

- **方歌**：牵正散治口眼偏，白附僵蚕全蝎研，每服3克热酒下，络中风痰此可蠲。
- **组成**：白附子、僵蚕、全蝎（去毒）各等份。
- **用法**：上药研为细末。每服3克，日服2次，热酒送服。外用：用生姜汁调敷患处。也可用饮片水煎服，各药用量按常规剂量。
- **方解**：方中白附子、白僵蚕祛风痰，解痉挛，且白附子善除头面之风，僵蚕化痰，祛络中之风；配以全蝎，祛风止痉，三药合用，力专效著。更用热酒调服，以助药势，直达头面受病之所。
- **主治**：中风面瘫、口眼㖞斜等症。
- **加减**：临床应用时，加蜈蚣、天麻祛风止痉，则功效更佳。
- **附记**：方中白附子、全蝎为有毒之品，用量不宜过大。

【方源】 宋代 杨倓《杨氏家藏方》

## 不换金丹

祛风化痰，解痉通络。

- **方歌**：不换金丹白附防，天麻芥穗薄荷叶，僵蚕羌活藿香叶，甘芎乌头与蝎梢。
- **组成**：荆芥穗、甘草、防风、天麻、僵蚕各30克，薄荷叶90克，羌活、川芎、白附子、乌头、蝎尾、藿香叶各15克。
- **用法**：上药共研细末，炼蜜为丸。每服4.5克，细嚼，用清茶或酒送服。外用：取丸酒化，外涂患处。
- **方解**：方用荆芥穗、防风、羌活祛风散邪；配以白附子、僵蚕、蝎尾、天麻化痰息风，解痉挛；川芎活血祛风；乌头温经散寒，祛风除湿；薄荷叶、藿香叶芳香通窍，清凉解暑。合而用之，共奏祛风化痰、息风解痉之功。
- **主治**：面瘫、口眼㖞斜。
- **附记**：若因肝肾阴虚、肝风内动引起的中风口眼㖞斜，则非本方可治。

【方源】 清代 吴仪洛《成方切用》

# 癫痫

癫痫俗称羊痫风，是由于脑细胞过度放电所引起的反复发作的突然而短暂的脑功能失调。发病时，病人突然倒地，不省人事，全身抽搐，眼球上翻，口吐白沫，喉间发出痰鸣声。一般情况下，癫痫症状数分钟后就会停止，人也恢复意识，如正常人，只是感到周身疼痛、疲乏而已。

癫痫属于中医学中的"痫证"，在扁鹊所著的《难经》中已有记载，认为风、火、痰、瘀等外邪侵扰身体，导致五脏失调所致。治疗时，常采用定痫息风、平肝泻火、祛痰开窍、活血化瘀等方法。

## 黄连解毒汤

泻火解毒。

- **方歌：** 清热解毒汤四味，黄芩黄柏栀子备，躁狂大热呕不眠，吐衄发斑均可为。
- **组成：** 黄连、栀子各9克，黄芩、黄柏各6克。
- **用法：** 水煎。分2次服。
- **方解：** 方以黄芩、黄连、黄柏、栀子清上中下三焦之火，并以此汤送服定痫丸，有豁痰开窍、息风止痉之功。
- **主治：** 阳痫。症见病发前多有眩晕，头痛而胀，胸闷乏力，喜伸欠等先兆症状，或无明显症状，旋即仆倒，不省人事，面色潮红、紫红，继之转为青紫或苍白，口唇青紫，牙关紧闭，两目上视，项背强直，四肢抽搐，口吐涎沫，或喉中痰鸣，或发怪叫，甚则二便自遗。发作后除感到疲乏、头痛外，一如常人，舌质红，苔白腻或黄腻，脉弦数或弦滑。
- **附记：** 急以针刺人中、十宣、合谷等穴以醒神开窍，灌服黄连解毒汤。

【方源】

东晋 葛洪《肘后备急方》

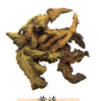
黄连

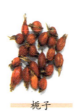
栀子

黄芩

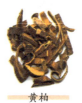
黄柏

## 五生饮

开窍醒神。

- 方歌：川乌黑豆五生饮，半夏南星白附生，阳虚痰湿阴痫病，温阳除痰顺气定。
- 组成：胆南星、生半夏、生川乌、生白附子、黑豆各30克。
- 用法：煎服。
- 方解：方以胆南星、生半夏、生白附子辛温祛痰，半夏又能降逆散结，川乌大辛大热，散寒除积滞，黑豆补肾利湿。
- 主治：阴痫。症见发病则面色晦暗青灰而黄，手足清冷，双眼半开半合，昏愦，偃卧，拘急，或抽搐时作，口吐涎沫，一般口不啼叫，或声音微小。醒后周身疲乏，或如常人，舌质淡，苔白腻，脉多沉细或沉迟。
- 附记：急以针刺人中、十宣穴开窍醒神。灌服五生饮。可合二陈汤健脾除痰，以截生痰之源。

【方源】元代 危亦林《世医得效方》

## 定痫丸

涤痰息风，开窍安神。

- 方歌：定痫二茯贝天麻，丹麦陈远菖蒲夏，胆星蝎蚕草竹沥，姜汁琥珀与朱砂。
- 组成：丹参（酒蒸）、麦冬（去心）各60克，天麻、川贝母、半夏（姜汁炒）、茯苓（蒸）、茯神（去木，蒸）各30克，陈皮（洗，去白）、远志（去心，甘草水泡）各21克，胆南星（九制者）、石菖蒲（杵碎，取粉）、全蝎（去尾，甘草水洗）、僵蚕（甘草水洗，炒）、真琥珀（腐煮，灯草研）各15克，朱砂（细研，水飞）9克。
- 用法：共为细末，用甘草120克煮膏，加竹沥汁100毫升与生姜汁50毫升为丸，每次9克；亦可作汤剂，加甘草水煎，去渣，入竹沥、姜汁、琥珀、朱砂冲服，用量按原方比例酌定。
- 方解：本方证由风痰蕴热，上蒙脑窍所致。每因惊恐恚怒，气机逆乱，阳亢化风，触动积痰，痰随风动，上蒙脑窍而卒然眩仆倒地；肝风内动，故见目睛上视，甚或手足抽搐；痰涎壅盛则口吐白沫，喉中痰鸣；舌脉为风痰蕴热之象。急当

【方源】清代 程国彭《医学心悟》

涤痰息风，开窍安神为治。方中竹沥、贝母、胆南星苦凉性降，清热化痰，其中竹沥尚能镇惊利窍，贝母功擅开郁散结，胆南星兼具息风解痉；半夏、陈皮、茯苓相合，温燥化痰，理气和中，是取二陈汤之义；全蝎、僵蚕、天麻功专平肝息风而止痉。以上为本方涤痰息风的主要组成部分。又伍石菖蒲、远志、茯神祛痰开窍，宁心安神；丹参、麦冬偏凉清心，麦冬甘润又能养阴润燥，合贝母可防半夏、陈皮、全蝎、僵蚕辛烈伤阴；琥珀、朱砂镇心安神；甘草调和诸药。加入姜汁者，意在温开以助化痰利窍，并防竹沥、胆南星、贝母寒凉有碍湿痰之消散。诸药相配，寒热兼进，润燥得宜，共奏涤痰息风、开窍安神之功。

- **主治**：风痰闭阻型癫痫。症见发病前多有眩晕，胸闷，乏力，痰多，心情不悦，舌质淡，苔白腻，脉多弦滑有力。

## 五痫神应丸

化痰止痉，镇静安神。

【方源】

明代 张介宾

《景岳全书》

- **方歌**：五痫神应治癫痫，附子胆星皂角矾，蛇蝎蜈蚣竹沥夏，朱砂麝香白僵蚕。
- **组成**：白炮附子15克，竹沥、半夏、胆南星、皂角各60克，白僵蚕45克，乌梢蛇（酒浸）、生白矾各30克，全蝎（炒）6克，蜈蚣（炒）3克，朱砂（水飞）7.5克，麝香0.9克。
- **用法**：先将皂角捶碎，用水半升揉汁去渣，同白矾一起煮干为度，与余药共为细末，以生姜汁煮面糊为丸，如梧桐子大。每服30丸，食前生姜煎汤送下。
- **方解**：本方主治之癫痫，是因痰瘀为患，阻滞经络而成。故方中白附子祛风痰，散结镇痉；白矾燥湿化痰；半夏降逆化痰；胆南星清火化痰；皂角开窍涤痰；白僵蚕、乌梢蛇、全蝎、蜈蚣祛风解痉，化痰散结；麝香通窍，开经络之闭；朱砂安神，定纷乱之志。诸药合用有较强的化痰止痉作用，用以疗治癫痫，可收到好的效果。
- **主治**：癫痫。

# 眩晕

眩晕是一种临床自觉症状。眩，指眼前发黑，视物不清；晕，指视物旋转不定，民间又常将眩晕称为"头晕"。眩晕轻者闭目休息一会儿即止；重者如坐舟车，旋转难停，不能站立，伴恶心、呕吐、大汗等症状。

历代中医家对眩晕的论述中，侧重于某一方面的解释。《素问》曰"诸风掉眩，皆属于肝"。《灵枢》曰"髓海不足，眩冒"。《河间六书》曰"风火相搏则为之旋转"。朱震亨曰"无痰不作眩"。《景岳全书》曰"眩晕一症，虚者居其八九"。

现代中医认为，眩晕症虚实夹杂。虚指肝肾阴虚，血气不足；实指风、火、痰、瘀。眩晕可分为四个最基本证型：外感风寒型、肝阳上亢型、痰浊中阻型、血瘀脑络型。临床应根据病因，辨证施治。

## 天麻钩藤饮

平肝息风，清热活血，补益肝肾。

- **方歌**：天麻钩藤益母桑，栀芩清热决潜阳，杜仲牛膝益肾损，茯神夜交安神良。
- **组成**：天麻、栀子、黄芩、杜仲、益母草、桑寄生、夜交藤、朱茯神各9克，钩藤、川牛膝12克，石决明18克。
- **用法**：水煎，分2~3次服。
- **方解**：本方是治疗肝阳偏亢、肝风上扰的常用方。方中天麻、钩藤、石决明平肝息风，黄芩、栀子清肝泻火，益母草活血利水，牛膝引血下行，配合杜仲、桑寄生补益肝肾，茯神、夜交藤养血安神定志。全方共奏平肝潜阳、滋补肝肾之功。
- **主治**：肝阳上亢型眩晕。症见眩晕耳鸣，头痛且胀，遇劳、恼怒加重，肢麻震颤，失眠多梦，急躁易怒，舌红苔黄，脉弦。
- **加减**：若见阴虚较盛，舌红少苔，脉弦细数较为明显者，可选生地黄、麦冬、玄参、何首乌、生白芍等滋补肝肾之阴。若肝阳化火，肝火亢盛，表现为眩晕、头痛较甚，耳鸣、耳聋暴作，目赤，口苦，舌红苔黄燥，脉弦数，可选用龙胆草、

【方源】《中医内科杂病证治新义》

牡丹皮、菊花、夏枯草等清肝泻火。便秘者可选加大黄、芒硝或当归龙荟丸以通腑泄热。眩晕剧烈，呕恶，手足麻木或肌肉瞤动者，有肝阳化风之势，尤其对中年以上者要注意是否有引发中风病的可能，应及时治疗，可加珍珠母、生龙骨、生牡蛎等镇肝息风，必要时可加羚羊角以增强清热息风之力。

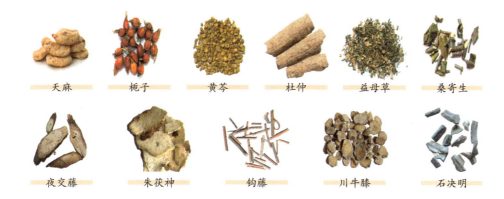

天麻　栀子　黄芩　杜仲　益母草　桑寄生

夜交藤　朱茯神　钩藤　川牛膝　石决明

## 半夏白术天麻汤

燥湿化痰，平肝息风。

- **方歌**：半夏白术天麻汤，苓草橘红大枣姜，眩晕头痛风痰证，热盛阴亏切莫尝。
- **组成**：半夏9克，白术15克，天麻、茯苓、橘红各6克，甘草3克。
- **用法**：加生姜1片，大枣2枚，水煎服。
- **方解**：本方为治疗风痰眩晕、头痛的常用方。方中二陈汤理气调中，燥湿祛痰；配白术补脾除湿，天麻养肝息风；甘草、生姜、大枣健脾和胃，调和诸药。
- **主治**：痰浊上蒙型眩晕。症见眩晕，头重如蒙，视物旋转，胸闷作恶，呕吐痰涎，食少多寐，苔白腻，脉弦滑。
- **加减**：头晕头胀，多寐，苔腻者，加藿香、佩兰、石菖蒲等醒脾化湿开窍。呕吐频繁，加代赭石、竹茹和胃降逆止呕。脘闷、纳呆、腹胀者，加厚朴、白蔻仁、砂仁等理气化湿健脾。耳鸣、重听者，加葱白、郁金、石菖蒲等通阳开窍。

【方源】

清代 程国彭《医学心悟》

# 龙胆泻肝汤

清肝胆实火，泻下焦湿热。

**【方源】** 清代 汪昂《医方集解》

- **方歌**：龙胆栀芩酒拌炒，木通泽泻车柴草，当归生地益阴血，肝胆实火湿热消。
- **组成**：龙胆草、木通、车前子、生地黄、柴胡、生甘草各6克，黄芩、栀子、泽泻各9克，当归3克。
- **用法**：水煎服；或制成丸剂，名龙胆泻肝丸，每服6~9克，温开水送下，每日2次。
- **方解**：本方为清泻肝胆实火及下焦湿热的代表方。方用龙胆草、栀子、黄芩清肝泻火，柴胡、甘草疏肝清热调中，木通、泽泻、车前子清利湿热，生地黄、当归滋阴养血。全方清肝泻火利湿，清中有养，泻中有补。
- **主治**：肝阳上亢型眩晕。症见头晕且痛，其势较剧，目赤口苦，胸胁胀痛，烦躁易怒，寐少多梦，小便黄，大便干结，舌红苔黄，脉弦数。
- **加减**：若肝火扰动心神，失眠、烦躁者，加磁石、龙齿、珍珠母、琥珀，清肝热且安神。肝火化风，肝风内动，肢体麻木、颤震，欲发中风病者，加全蝎、蜈蚣、地龙、僵蚕，平肝息风，清热止痉。

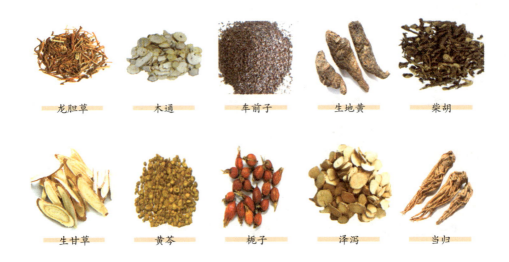

龙胆草　　木通　　车前子　　生地黄　　柴胡

生甘草　　黄芩　　栀子　　泽泻　　当归

# 高血压

高血压是临床上常见的一种症状。一般指动脉血压高于正常指标者为高血压,可以伴有心脏、血管、脑、肾等器官功能性或器质性的改变。高血压分为原发性高血压及继发性高血压两类。原发性高血压是以血压升高为主要临床表现的一种疾病,约占高血压患者的80%~90%。继发性高血压是指在某些疾病中并发血压升高,仅仅是这些疾病的症状之一,故又叫症状性高血压,约占所有高血压患者的10%~20%。

## 建瓴汤

镇肝息风,育阴潜阳。

- **方歌**:镇肝息风建瓴汤,龙牡膝赭生地黄,山药白芍柏子仁,功能育阴又潜阳。
- **组成**:生山药、怀牛膝各30克,代赭石24克(先煎),生龙骨(先煎)、生牡蛎(先煎)、生地黄各18克,白芍药、柏子仁各12克。
- **用法**:水煎服。每日1剂,日服2次。
- **方解**:方中重用牛膝引血下行,为治标之主药;重用山药大滋真阴,此为治本之主药;又用龙骨、牡蛎镇肝息风;赭石降胃止逆;生地黄助山药滋补肝肾,白芍疏肝敛阳和阴;柏子仁养心润燥。诸药合用,能使肝木调和,肾水充沛,肝阳下降,肝风平息,头晕诸症自除。
- **主治**:肝阳上亢之头晕目眩、耳鸣目胀、心悸健忘、梦多失眠、口干、舌稍红、脉弦劲而长等症。
- **加减**:便秘者,加莱菔子30克。心中热甚者,加生石膏30克。有痰者,加胆南星6克。初次服药感觉气血上攻而病加剧者,加麦芽15克,茵陈9克,川楝子9克。若偏肝肾阴虚者,加熟地黄、山茱萸、龟甲。肝火偏盛者,加龙胆草、牡丹皮、钩藤、生大黄。

【方源】

近代 张锡纯《医学衷中参西录》

# 炙甘草汤

益气滋阴，通阳复脉。

**【方源】**
汉代 张仲景
《伤寒论》

- **方歌：** 炙甘草汤参姜桂，麦冬生地与麻仁，大枣阿胶加酒服，虚劳肺痿效如神。
- **组成：** 炙甘草12克，人参、阿胶各6克，生地黄30克，生姜（切）、桂枝（去皮）各9克，麦冬（去心）、麻仁各10克，大枣（擘）30枚。
- **用法：** 水800毫升加白酒60毫升煎药取汁，再入阿胶烊消后服用。
- **方解：** 方中重用炙甘草甘温益气，通经脉，利血气，缓急养心为君；人参、大枣益气补脾养心，生地黄、麦冬、麻仁、阿胶，滋阴养血为臣；桂枝，生姜温阳通脉为佐；用法中加清酒煎服，以清酒辛热，可温通血脉，以行药力，是为使药。诸药合用，温而不燥，滋而不腻，共奏益气养血，滋阴复脉之功。
- **主治：** 阴血阳气虚弱，心脉失养证。脉结代，心动悸，虚羸少气，舌光少苔，或质干而瘦小者。
- **加减：** 方中可加酸枣仁、柏子仁以增强养心安神定悸之力，或加龙齿、磁石重镇安神。偏于心气不足者，重用炙甘草、人参。偏于阴血虚者重用生地黄、麦冬。心阳偏虚者，易桂枝为肉桂，加附子以增强温心阳之力。阴虚而内热较盛者，易人参为南沙参，并减去桂、姜、枣、酒，酌加知母、黄柏，则滋阴液降虚火之力更强。

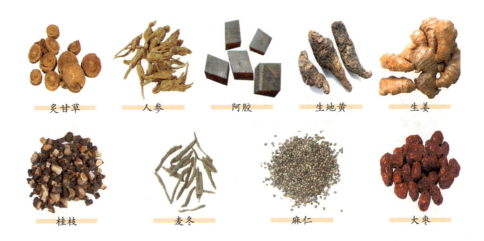

炙甘草　人参　阿胶　生地黄　生姜

桂枝　麦冬　麻仁　大枣

# 中风

中风也叫脑卒中，其实就是急性脑血管病。通常分为两类，即脑梗死和脑出血。本病发作比较突然，表现形式也多种多样，如突然口齿不清，好像嘴里含着东西，喝水呛咳；听不懂他人说的话，或是自己无法用言语表达；口角㖞斜，身体一侧手脚麻木、不能动弹，走路摇摇晃晃，感到天旋地转，有摔倒可能；视物成双，病人自感眼内有"黑点"等。导致中风的危险因素有许多，人过四十岁以后，中风概率明显大过青年人；患有高血压、糖尿病、高脂血症、心脏病等疾病的人，中风概率也高于正常人；有吸烟、酗酒等习惯的人，也易发生中风。另外，此病还具有一定的遗传因素，有中风家族史的人更易发病等。从性别上来讲，男性中风的概率大于女性。

中风致残率很高，必须及时发现，及时治疗，否则会给患者本人以及家庭带来巨大的痛苦。

## 涤痰汤

补气益脾，豁痰开窍。

- **方歌**：涤痰源自温胆中，陈皮半夏白茯苓，竹茹枳实和甘草，人参菖蒲天南星。
- **组成**：制半夏、陈皮、枳实各9克，茯苓12克，制天南星、人参、石菖蒲、竹茹各6克，甘草3克。
- **用法**：水煎服（加生姜3片）。每日1剂，日服2次。
- **方解**：方用人参、茯苓益气健脾，半夏、陈皮、天南星燥湿化痰，利气和中，石菖蒲开心窍，枳实破痰结宽胸膈，竹茹清化痰热，甘草和药，使痰消火降，经络畅通而病自愈矣。
- **主治**：中风痰迷心窍，舌强不能言。

【方源】

宋代 严用和《重订严氏济生方》

## 补阳还五汤

补气,活血,通络。

**【方源】**
清代 王清任
《医林改错》

- **方歌**:补阳还五赤芍芎,归尾通经佐地龙,四两黄芪为主药,血中瘀滞用桃红。
- **组成**:生黄芪120克,当归尾、赤芍各6克,川芎、桃仁、红花、地龙各3克。
- **用法**:水煎服。
- **方解**:本方证由中风之后,正气亏虚,气虚血滞,脉络瘀阻所致。正气亏虚,不能行血,以致脉络瘀阻,筋脉肌肉失去濡养,故见半身不遂、口眼㖞斜,正如《灵枢·刺节真邪第七十五》所言:"虚邪偏客于身半,其入深,内居荣卫,荣卫稍衰则真气去,邪气独留,发为偏枯。"气虚血瘀,舌本矢养,故语言謇涩;气虚矢于固摄,故口角流涎、小便频数、遗尿失禁;舌暗淡,苔白,脉缓无力为气虚血瘀之象。本方证以气虚为本,血瘀为标,即王清任所谓"因虚致瘀"。治当以补气为主,活血通络为辅。本方重用生黄芪,补益元气,意在气旺则血行,瘀去络通,为君药。当归尾活血通络而不伤血,用为臣药。赤芍、川芎、桃仁、红花协同当归尾以活血祛瘀;地龙通经活络,力专善走,周行全身,以行药力,亦为佐药。合而用之,则气旺、瘀消、络通,诸症自愈。
- **主治**:气虚血瘀型中风。症见半身不遂,口舌歪斜,口角流涎,言语謇涩或不语,偏身麻木,面色㿠白,气短乏力,心悸自汗,便溏,手足肿胀,舌质暗淡,舌苔薄白或白腻,脉沉细、细缓或细弦。
- **加减**:本方是治疗中风后气虚血滞所致半身不遂的常用方剂。方中生黄芪用量宜重,一般可以从30~60克开始,逐渐增加。痰多者,可加天竺黄、制半夏以化痰。偏寒者,可加熟附子以温经散寒。脾胃虚弱者,可加白术、党参以补气健脾。语言不利者,可加郁金、石菖蒲、远志等以开窍化痰。

# 镇肝息风汤

镇肝息风,滋阴潜阳。

- **方歌**:张氏镇肝息风汤,龙牡龟牛治亢阳,代赭天冬元芍草,茵陈川楝麦芽裹。
- **组成**:怀牛膝、生赭石各30克,生龙骨、生牡蛎、生龟甲、生白芍、玄参、天冬各15克,川楝子、茵陈、生麦芽各6克,甘草4.5克。
- **用法**:水煎服。
- **方解**:本方为治疗类中风的常用方剂,凡中风前后,辨证为阴虚阳亢、肝风内动者均可运用。方中怀牛膝补肝肾,并引血下行;龙骨、牡蛎、生赭石镇肝潜阳;龟甲、白芍、玄参、天冬滋养阴液,以制亢阳;茵陈、麦芽、川楝子清泄肝阳,条达肝气;甘草、麦芽和胃调中。
- **主治**:肝阳上亢型中风。症见半身不遂,口舌歪斜,舌强言謇或不语,偏身麻木,烦躁失眠,眩晕耳鸣,手足心热,舌质红绛或暗红,少苔或无苔,脉细弦或细弦数。
- **加减**:痰多者,加胆南星以清热化痰。心中热甚者,加生石膏以清热。大便不实者,减赭石、龟甲,加赤石脂。尺脉重按虚者,加山茱萸、熟地黄以补益肝肾。若属气虚血瘀之中风,则不宜使用本方。

【方源】

近代 张锡纯《医学衷中参西录》

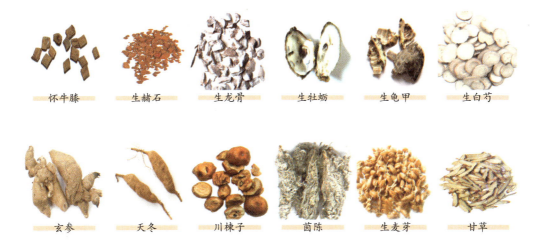

怀牛膝　生赭石　生龙骨　生牡蛎　生龟甲　生白芍

玄参　天冬　川楝子　茵陈　生麦芽　甘草

# 痴呆

痴呆是一种以脑组织弥漫性萎缩为病理特征的慢性进行性精神疾病。呆缓愚笨为本病的突出特征，即患者记忆力严重衰退，刚刚说过的话、做过的事很快就忘记，甚至叫不出亲近人的名字，出门数步就找不到自己的家门；说话变得啰唆，甚至语无伦次，词不达意；性格变得孤僻，沉默；等等。调查显示，65岁以上老人有10%患老年性痴呆，80岁以上老人有20%患老年性痴呆。中医认为痴呆的病因是本虚标实，本虚是指肾、脾亏虚；标实是指气滞、血瘀、痰结，治疗时宜补肾健脾，活血化瘀，除痰通络。

## 寿星丸

补气养血，化痰开窍。

**【方源】** 清代 沈金鳌《杂病源流犀烛》

- **方歌**：寿星丸中远参芪，苓术甘草生地归，白芍陈皮五味子，桂琥朱砂胆南星。
- **组成**：远志、甘草、陈皮、肉桂、五味子各100克，人参、黄芪、白术、当归、生地黄、白芍药、茯苓各300克，胆南星200克，琥珀、朱砂各50克。
- **用法**：上药共研细末，用猪心血、生姜汁各半调和为丸。每服6克，日服2次。也可改用饮片作汤剂水煎服，各药用量按常规剂量酌减。
- **方解**：方用人参、黄芪、生地黄、当归、白芍补气养血；配以胆南星、琥珀、朱砂、远志豁痰开窍，宁心安神；白术、茯苓、甘草配人参健脾益气；陈皮理气化痰；肉桂温助脾肾以益气；五味子益肾助肺，收敛气阴。诸药合用，共奏补气养血、化痰开窍之功。
- **主治**：痰迷心窍，言语如痴而健忘、神疲。
- **加减**：痴呆，一般可加杜仲、丹参、何首乌。若痴甚者，加黄连、龙胆草、夏枯草、磁石。呆甚者，加石菖蒲、天竺黄、枳壳。阳虚者，加附子、淫羊藿。若中风后遗症见半身不遂、精神痴呆者，可加天麻、钩藤、地龙。如阴虚者，加何首乌、知母、麦冬。阳虚者，加淫羊藿、干姜。

## 七福饮

补肾益髓，填精养神。

- **方歌**：重用熟地当归补，参术炙草远杏服，髓海不足智力减，补肾益髓饮七福。
- **组成**：人参、杏仁各6克，熟地黄、当归各9克，白术（炒）、远志（制用）各5克，炙甘草3克。
- **用法**：用水400毫升煎取280毫升，空腹时温服。
- **方解**：方中重用熟地黄以滋阴补肾，以补先天之本；人参、白术、炙甘草益气健脾，用以强壮后天之本；当归养血补肝；远志、杏仁宣窍化痰。
- **主治**：髓海不足型老年性痴呆。症见智能减退，记忆力和计算力明显减退，头晕耳鸣，懒情思卧，齿枯发焦，腰酸骨软，步行艰难，舌瘦色淡，苔薄白，脉沉细弱。
- **加减**：本方填补脑髓之力尚嫌不足，可选加鹿角胶、龟甲胶、阿胶、紫河车等血肉有情之品，以填精补髓。还可以本方制蜜丸或膏滋以图缓治，也可用河车大造丸大补精血。

【方源】 明代 张介宾《景岳全书》

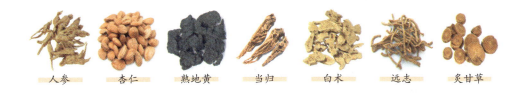

人参　杏仁　熟地黄　当归　白术　远志　炙甘草

## 还少丹

温肾补脾。

- **方歌**：还少温调脾肾寒，萸淮苓地杜牛餐，苁蓉楮实茴巴枸，远志菖蒲味枣姜。
- **组成**：山茱萸、茯苓、杜仲、怀牛膝、肉苁蓉、楮实子、小茴香、巴戟天、怀山药、枸杞子、远志、石菖蒲、五味子、熟地黄各60克，大枣100克（加姜、煮熟去皮、核用肉）。
- **用法**：依法炼蜜为丸，每次服9克，淡盐汤送下。
- **方解**：方中熟地黄、枸杞子、山茱萸滋阴补肾，肉苁蓉、巴戟天、小茴香温补肾阳，杜仲、怀牛膝、楮实子补益肝肾，茯苓、山药、大枣益气健脾而补后天，远志、五味子、石菖蒲养心安神开窍。如见气短乏力较著，甚至肌肉萎缩，可配

【方源】 清代 汪昂《医方集解》

伍紫河车、阿胶、续断、鸡血藤、何首乌、黄芪等以益气养血。

- **主治**：脾肾两虚型老年性痴呆。症见表情呆滞，沉默寡言，记忆减退，失认失算，口齿含糊，词不达意，伴气短懒言，肌肉萎缩，食少纳呆，口涎外溢，腰膝酸软，或四肢不温，腹痛喜按，泄泻，舌质淡白，舌体胖大，苔白，或舌红，苔少或无苔，脉沉细弱。

- **加减**：若脾肾两虚，偏于阳虚者，出现四肢不温，形寒肢冷，五更泄泻等症，方用金匮肾气丸温补肾阳，再加紫河车、鹿角胶、龟甲胶等血肉有情之品，填精补髓。若伴有腰膝酸软，颧红盗汗，耳鸣如蝉，舌瘦质红，少苔，脉弦细数者，是为肝肾阴虚，可用知柏地黄丸滋养肝肾。

## 洗心汤

化痰开窍，通阳扶正。

【方源】
清代 陈士铎《辨证录》

- **方歌**：益气扶阳参草附，陈夏神曲石菖蒲，茯神枣仁心神养，扶正祛痰辨证录。

- **组成**：人参、茯神、酸枣仁各30克，半夏15克，陈皮、神曲各9克，甘草、附子、石菖蒲各3克。

- **用法**：水煎，用120毫升灌服。服药后必熟睡，任其自醒，切不可惊醒。

- **方解**：方中人参、甘草益气；半夏、陈皮健脾化痰；附子协助参、草以助阳气，俾正气健旺则痰浊可除；茯神、酸枣仁宁心安神；石菖蒲芳香开窍；神曲和胃。

- **主治**：痰浊蒙窍型老年性痴呆。症见表情呆钝，智力衰退，或哭笑无常，喃喃自语，或终日无语，伴不思饮食，脘腹胀痛，痞满不适，口多涎沫，头重如裹，舌质淡，苔白腻，脉滑。

- **加减**：脾气亏虚明显者，可加党参、茯苓、黄芪、白术、山药、麦芽、砂仁等健脾益气之品，以截生痰之源。若头重如裹、哭笑无常、喃喃自语、口多涎沫者，痰浊壅塞较著，重用陈皮、半夏，配伍胆南星、莱菔子、佩兰、白豆蔻、全瓜蒌、贝母等豁痰理气之品。若痰郁久化火，蒙蔽清窍，扰动心神，症见心烦躁动，言语颠倒，歌笑不休，甚至反喜污秽等，宜用涤痰汤涤痰开窍，并加黄芩、黄连、竹沥以增强清化热痰之力。

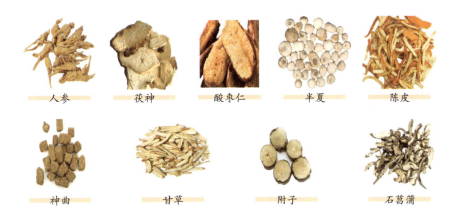

人参　茯神　酸枣仁　半夏　陈皮
神曲　甘草　附子　石菖蒲

## 通窍活血汤

通窍活血，养心安神。

- **方歌**：通窍全凭好麝香，桃红大枣老葱姜，川芎黄酒赤芍药，表里通经第一方。
- **组成**：麝香0.15克，赤芍、川芎各3克，桃仁、红花、鲜姜各9克，老葱3节，大枣7枚。
- **用法**：用黄酒250毫升，将前七味煎至150毫升，去滓，将麝香入酒内，再煎二沸，临卧服。
- **方解**：方中麝香芳香开窍，并活血散结通络；桃仁、红花、赤芍、川芎活血化瘀；大枣、葱白、黄酒散达升腾，使行血之品能上达巅顶，外彻肌肤。诸药合用，共奏活血通窍之功。
- **主治**：瘀血内阻型老年性痴呆。症见表情迟钝，言语不利，善忘，易惊恐，或思维异常，行为古怪，伴肌肤甲错，口干不欲饮，双目暗晦，舌质暗或有瘀点瘀斑，脉细涩。
- **加减**：常加石菖蒲、郁金开窍醒脑。如久病气血不足，加党参、黄芪、熟地黄、当归以补益气血。瘀血日久，瘀血不去，新血不生，血虚明显者，可加当归、鸡血藤、三七以养血活血。瘀血日久，郁而化热，症见头痛、呕恶、舌红苔黄等，加丹参、牡丹皮、夏枯草、竹茹等清热凉血、清肝和胃之品。

【方源】

清代 王清任
《医林改错》

# 第四章 脾胃肠病证

## 呕吐

呕吐是由于胃失和降、胃气上逆所致的以饮食、痰涎等胃内之物从胃中上涌，自口而出为临床特征的一种病症。对呕吐的释名，前人有两说：一说认为有物有声谓之呕，有物无声谓之吐，无物有声谓之干呕；另一说认为呕以声响名，吐以吐物言，有声无物曰呕，有物无声曰吐，有声有物曰呕吐。呕与吐常同时发生，很难截然分开，因此无细分的必要，故近世多并称为呕吐。

呕吐的病因有外邪、饮食、情志、脏腑虚弱。呕吐的病位在胃。病机分虚实两类，实者为邪气犯胃，虚者为脾胃虚弱，也多虚实并见者，基本病机为胃失和降，胃气上逆。在临床上应注意与反胃、噎膈相鉴别。辨证要点以辨虚实和呕吐物为主。其治疗原则为和胃降逆止呕。但应分虚实辨证论治，实者重在祛邪，分别施以解表、消食、化痰、理气之品；虚者重在扶正，分别施以益气、温阳、养阴之法，均辅以和胃降逆之品。

## 香砂六君子汤

健脾和胃,理气止痛。

- **组成**:即六君子汤[人参(去芦)、白术、茯苓(去皮)、陈皮各9克,炙甘草6克,半夏12克]加木香、砂仁各6克。
- **用法**:水煎服。
- **方解**:方中人参、茯苓、白术、甘草健脾益气,砂仁、木香理气和中,陈皮、半夏和胃降逆。
- **主治**:脾胃虚弱型呕吐。症见饮食稍有不慎,或稍有劳倦,即易呕吐,时作时止,胃纳不佳,脘腹痞闷,口淡不渴,面白少华,倦怠乏力,舌质淡,苔薄白,脉濡弱。
- **加减**:尚可加丁香、吴茱萸以和胃降逆。若脾阳不振,畏寒肢冷,可加干姜、附子,或用附子理中丸温中健脾。若胃虚气逆,心下痞硬,可用旋覆花代赭汤降逆止呕。若中气大亏,少气乏力,可用补中益气汤补中益气。若病久及肾,肾阳不足,腰膝酸软,肢冷汗出,可用附子理中汤加肉桂、吴茱萸等温补脾肾。

**【方源】**

清代 汪昂《医方集解》

## 藿香正气散

解表化湿,理气和中。

- **方歌**:藿香正气大腹苏,甘桔陈苓术朴俱,夏曲白芷加姜枣,感伤岚瘴并能祛。
- **组成**:藿香90克,炙甘草75克,半夏、白术、陈皮、厚朴、桔梗各60克,白芷、紫苏、茯苓、大腹皮各30克。
- **用法**:以上药共为细末,每次服6克,生姜、大枣煎汤热服,或作汤剂水煎服。
- **方解**:本方为治外感风寒、内伤湿滞的常用方。方中藿香、紫苏、白芷芳香化浊,疏邪解表;厚朴、大腹皮理气除满;白术、茯苓、甘草健脾化湿;陈皮、半夏和胃降逆,桔梗宣肺利膈;煎加生姜大枣,内调脾胃,外和营卫,全方共奏疏邪解表、和胃降逆止呕之功。
- **主治**:外邪犯胃型呕吐。症见呕吐食物,吐出有力,突然发生,起病较急,常伴有恶寒发热,胸脘满闷,不思饮食,舌苔白,脉濡缓。
- **加减**:若风邪偏重,寒热无汗,可加荆芥、防风以疏风散寒。

**【方源】**

宋代 陈师文《太平惠民和剂局方》

若见胸闷腹胀嗳腐,为兼食滞,可加鸡内金、神曲、莱菔子以消积化滞。若身痛,腰痛,头身困重,苔厚腻者,为兼外湿,可加羌活、独活、苍术以除湿健脾。若暑邪犯胃,身热汗出,可用新加香薷饮以解暑化湿。若秽浊犯胃,呕吐甚剧,可吞服玉枢丹以辟秽止呕。若风热犯胃、头痛身热可用银翘散去桔梗之升提,加陈皮、竹茹疏风清热,和胃降逆。

## 薯蓣半夏粥

补肺肾,敛冲逆,降胃气,止呕吐。

【方源】近代 张锡纯《医学衷中参西录》

- **方歌**:薯蓣半夏粥为名,研末煎汤合制成,寒入干姜热柿粉,胃冲逆气总能平。
- **组成**:生山药(轧细)、清半夏各30克。
- **用法**:上2味,先将半夏用微温之水淘洗数次,不使分毫有矾味。用做饭小锅(勿用药甑)煎取清汤约2杯半,去渣调入山药细末,再煎两三沸,其粥即成,和白砂糖食之。
- **方解**:从来呕吐之证,多因胃气冲气并而上逆。半夏为降胃安冲之主药,故《金匮要略》治呕吐,有大、小半夏汤。特是呕者,最忌矾味,而今之坊间鬻者,虽清半夏也有矾。故必将矾味洗净,而后以治呕吐,不致同于抱薪救火也。其多用至30克者,诚以半夏味本辛辣,因坊间治法太过,辣味全消,又经数次淘洗,其力愈减,必额外多用之,始能成降逆止呕之功也。而必与山药作粥者,凡呕吐之人,饮汤则易吐,食粥则借其稠黏留滞之力,可以略存胃腑,以待药力之施行。且山药在上大能补肺安津,则多用半夏不虑其燥,在下大能补肾敛冲,则冲气得养,自安其位。且与半夏皆无药味,故用于呕吐甚剧,不能服药者尤宜也。
- **主治**:呕吐不止。
- **加减**:若上焦有热者,以柿霜代砂糖,凉者用粥送服干姜细末1.5克许。

# 呃逆

呃逆就是人们常说的打嗝,西医叫作膈肌痉挛。当膈肌、膈神经、迷走神经或中枢神经等受到刺激后,一侧或双侧膈肌常发生阵发性的痉挛,于是发生打嗝现象。如果膈肌持续痉挛超过48小时未停止者,称顽固性呃逆。呃逆除了让患者感到不适外,还会影响到周围的人。如果患者有心肺方面的疾患,则会影响到呼吸功用,危害性更大。

呃逆以喉间呃呃连声,声短而频,令人不能自止为主要表现。病因主要是饮食不当,情志不遂,脾胃虚弱等,呃逆的病位在膈,病变关键脏腑为胃,与肺、肝、肾有关。主要病机为胃气上逆动膈。治疗原则为理气和胃,降逆止呃,并在分清寒热虚实的基础上,分别施以祛寒、清热、补虚、泻实之法。对于重危病证中出现的呃逆,急当救护胃气。

## 丁香散

祛寒止呃。

- **方歌**:丁香柿蒂草良姜,呃逆因寒中气伤,温中降逆又益气,胃气虚寒最相当。
- **组成**:丁香、柿蒂、高良姜、甘草各10克。
- **用法**:上药研成细末,半瓶备用。用时,取1克用沸水冲服,每日2~3克。
- **方解**:方中丁香、柿蒂降逆止呃,高良姜、甘草温中散寒。
- **主治**:打嗝。症见呃声沉缓有力,胸膈及胃脘不舒,得热则减,遇寒则甚,进食减少,口淡不渴,舌苔白,脉迟缓。
- **加减**:若寒气较重,胸脘胀痛者,加吴茱萸、肉桂、乌药散寒降逆。若寒凝食滞,脘闷嗳腐者,加莱菔子、槟榔、半夏行气导滞。若寒凝气滞,脘腹痞满者,加枳壳、厚朴、陈皮。若气逆较甚,呃逆频作者,加刀豆子、旋覆花、代赭石以理气降逆。若外寒致呃者,可加紫苏、生姜。

【方源】
南宋 陈言《三因极一病证方论》

# 泄泻

泄泻是以大便次数增多，粪质稀薄，甚至泻出如水样为临床特征的一种脾胃肠病证。临床上应注意与痢疾、霍乱相鉴别。病因有感受外邪，饮食所伤，情志失调，脾胃虚弱，命门火衰等等。这些病因导致脾虚湿盛，脾失健运，大小肠传化失常，升降失调，清浊不分，而成泄泻。病位在脾胃肠。辨证要点以辨寒热虚实、泻下物和缓急为主。治疗应以运脾祛湿为原则。急性泄泻重用祛湿，辅以健脾，再依寒湿、湿热的不同，分别采用温化寒湿与清化湿热之法。慢性泄泻以脾虚为主，当予运脾补虚，辅以祛湿，并根据不同证候，分别施以益气健脾升提，温肾健脾，抑肝扶脾之法，久泻不止者，尚宜固涩。同时还应注意急性泄泻不可骤用补涩，以免闭留邪气；慢性泄泻不可分利太过，以防耗其津气；清热不可过用苦寒，以免损伤脾阳；补虚不可纯用甘温，以免助湿。

## 辟瘟丹

化湿辟浊，发散，止呕止泻。

**【方源】** 明代 龚廷贤《寿世保元》

- **方歌**：辟瘟丹术乌连羌，芎辛紫独藁荆防，甘芷附麻姜松桂，皂奈麝芍用麻黄。
- **组成**：苍术500克，白术、乌药、黄连、羌活各250克，草乌、川芎、细辛、紫草、独活、防风、甘草、藁本、白芷、香附、荆芥、天麻、肉桂、甘松、干姜、山奈、麻黄、皂荚、麝香、芍药各125克。
- **用法**：上药共研细末，以红枣肉为丸。每服6～9克，日服2次，温开水送服。
- **方解**：本方主要用于治疗湿浊中阻，或中暑发痧，寒热胸闷，腹痛吐泻之证。方用羌活、防风、独活、乌药、草乌、荆芥、细辛、藁本、白芷、天麻、麻黄祛风散寒，以苍术、白术、肉桂、干姜、甘松、芍药、黄连、川芎、山奈温中燥湿，麝香、皂荚、紫草、甘草、香附辟秽开窍。诸药合用，共奏发散、辟秽、燥湿、和中之功。
- **主治**：湿浊中阻或中暑发痧。症见恶寒发热、恶心胸闷、腹痛吐泻、舌苔浊腻、神志不清。

# 枳实导滞丸

消食导滞,清热祛湿。

- **方歌**：枳实导滞首大黄,芩连曲术茯苓襄,泽泻蒸饼糊丸服,湿热积滞力能攘。
- **组成**：大黄30克,枳实（麸炒,去瓤）、神曲（炒）各15克,茯苓（去皮）、黄芩（去腐）、黄连（拣净）、白术各10克,泽泻6克。
- **用法**：水泛小丸,每服6~9克,温开水送下,每日二次。
- **方解**：方中以苦寒之大黄为君,攻积泻热,使积热从大便而下。以苦辛微寒之枳实为臣,行气消积,除脘腹之胀满。佐以苦寒之黄连、黄芩清热燥湿,又可厚肠止痢；茯苓、泽泻甘淡,渗利水湿而止泻；白术甘苦性温,健脾燥湿,使攻积而不伤正；神曲甘辛性温,消食化滞,使食消则脾胃和。诸药相伍,积去食消,湿去热清,诸症自解。此方用于湿热食滞之泄泻、下痢,亦属"通因通用"之法。
- **主治**：湿热食积、脘腹痞满胀痛、大便秘结、痢下赤白,里急后重。
- **加减**：腹胀满较甚,里急后重者,可加木香、槟榔等以助理气导滞之功。
- **附记**：泄泻无积滞及孕妇均不宜使用。

【方源】

金代 李东垣
《内外伤辨惑论》

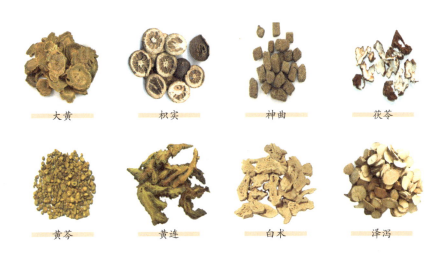

大黄　　枳实　　神曲　　茯苓

黄芩　　黄连　　白术　　泽泻

## 纯阳正气丸

温化寒湿，暖中止泻。

【方源】
清代《胡庆余堂丸散膏丹全集》

- **方歌：** 纯阳正气用藿香，陈皮茅术半夏襄，丁香白术白茯苓，肉桂再配青木香。
- **组成：** 藿香、陈皮、苍术、半夏（姜制）、丁香、肉桂、白术、青木香、白茯苓各30克。
- **用法：** 上药共研细末，以胡椒15克，煎汤泛丸，红灵丹12克为衣。每服15克，小儿减半，温开水送服。
- **方解：** 方用丁香、肉桂温中散寒，苍术、陈皮、藿香燥化湿邪，白术、茯苓健脾渗湿止泻，青木香理气止痛。合而用之，共奏温化寒湿，暖中止泻之功，以治疗寒湿泄泻。
- **主治：** 寒湿中阻，腹痛泄泻。症见泻物清稀，色黄或青，或伴恶寒发热，舌苔白腻。
- **附记：** 凡湿热泄泻者忌用。

## 诃子皮散

温中涩肠止泻。

【方源】
金代 李东垣《兰室秘藏》

- **方歌：** 诃子皮散罂粟壳，橘皮诃子炮干姜，温中涩肠能止泻，虚寒泄泻用之良。
- **组成：** 罂粟壳（蜜炒）、橘皮各15克，炮姜18克，煨诃子21克。
- **用法：** 上药共研细末，水煎服。
- **方解：** 方用煨诃子、罂粟壳涩肠止泻；配以炮姜温中止泻；橘皮健脾开胃，升阳调气。合而用之，共奏温中涩肠止泻之功。
- **主治：** 虚寒泄泻。症见饮食不化、肠鸣腹痛、脱肛及久泻不止、神疲倦怠、舌淡苔白、脉沉细。
- **加减：** 若见面色萎黄、四肢乏力等脾虚证者，加党参、白术、茯苓、薏苡仁。形寒肢冷、五更泄泻等肾虚证者，加肉豆蔻、补骨脂、吴茱萸、赤石脂等。泻后有不尽之感，腹部有固定刺痛的瘀阻肠络证者，加蒲黄、五灵脂、当归、没药。
- **附记：** 凡泄泻暴作，无论寒湿、湿热、伤食引起者，皆不宜应用。下痢便纯脓血者忌用。

# 胃痛

胃痛是由于胃气阻滞，胃络瘀阻，胃失所养，不通则痛导致的以上腹胃脘部发生疼痛为主症的一种脾胃肠病证。胃痛的部位在上腹部胃脘处，俗称心窝部。其疼痛的性质表现为胀痛、隐痛、刺痛、灼痛、闷痛、绞痛等，常因病机的不同而异，其中尤以胀痛、隐痛、刺痛常见。可有压痛，按之其痛或增或减，但无反跳痛。其痛有呈持续性者，也有时作时止者。其痛常因寒暖失宜，饮食失节，情志不舒，劳累等诱因而发作或加重。本病证常伴有食欲不振，恶心呕吐，吞酸嘈杂等症状。

胃痛的治疗，以理气和胃止痛为基本原则。旨在疏通气机，恢复胃腑和顺通降之性，通则不痛，从而达到止痛的目的。胃痛属实者，治以祛邪为主，根据寒凝、食停、气滞、郁热、血瘀、湿热之不同，分别用温胃散寒、消食导滞、疏肝理气、泄热和胃、活血化瘀、清热化湿诸法；属虚者，治以扶正为主，根据虚寒、阴虚之异，分别用温中益气、养阴益胃之法。虚实并见者，则扶正祛邪之法兼而用之。

## 清中汤

清热化湿，理气和中。

- **方歌**：清中汤中黄连栀，半夏茯苓豆蔻施，陈皮甘草和胃气，理气清热又化湿。
- **组成**：黄连、栀子（炒）各6克，陈皮、茯苓、半夏各4.5克，白豆蔻（捣碎）、炙甘草各2克。
- **用法**：用水400毫升，加生姜3片，煎至320毫升，空腹时服。
- **方解**：方中黄连、栀子清热化湿，半夏、茯苓、白豆蔻健脾祛湿，陈皮、甘草理气和胃。
- **主治**：脾胃湿热型胃痛。症见胃脘灼热疼痛，嘈杂泛酸，口干口苦，渴不欲饮，口甜黏浊，食甜食则冒酸水，纳呆恶心，身重肢倦，小便色黄，大便不畅，舌苔黄腻，脉象滑数。
- **加减**：热盛便秘者，加金银花、蒲公英、大黄、枳实。气滞腹胀者，加厚朴、大腹皮。
- **附记**：若寒热互结，干噫食臭，心下痞硬，可用半夏泻心汤加减。

【方源】
现代《中医内科学》

## 良附丸

行气疏肝,祛寒止痛。

**【方源】** 清代 谢元庆《良方集腋·气痹门》

- **方歌**:良附丸用醋香附,良姜酒洗加盐服,米饮姜汁同调下,心腕胁痛一齐除。
- **组成**:高良姜(酒洗七次,焙,研)、香附(醋洗七次,焙,研)各等份(各9克)。
- **用法**:上两味须要各研各贮,用时以米饮汤加入生姜汁一匙,盐一撮为丸,服之立止。
- **方解**:良附丸是治疗寒邪客胃,寒凝气滞的基础方。方中高良姜温胃散寒,香附子行气止痛。两药相配,一散寒凝,一行气滞,共奏行气疏肝、散寒止痛之功。
- **主治**:寒邪客胃型胃痛。症见胃痛暴作,甚则拘急作痛,得热痛减,遇寒痛增,口淡不渴,或喜热饮,苔薄白,脉弦紧。
- **加减**:若寒重,或胃脘突然拘急掣痛拒按,甚则隆起如拳状者,可加吴茱萸、干姜、丁香、桂枝。气滞重者,可加木香、陈皮。若郁久化热,寒热错杂者,可用半夏泻心汤,辛开苦降,寒热并调。若见寒热身痛等表寒证者,可加紫苏、生姜,或加香苏散疏风散寒,行气止痛。若兼见胸脘痞闷不食,嗳气呕吐等寒夹食滞症状者,可加枳壳、神曲、鸡内金、半夏以消食导滞,温胃降逆。若胃寒较轻者,可局部温熨,或服生姜红糖汤即可散寒止痛。

## 柴胡疏肝散

疏肝解郁,行气止痛。

**【方源】** 明代 叶文龄《医学统旨》

- **方歌**:柴胡疏肝芍川芎,枳壳陈皮草香附,疏肝行气兼活血,胁肋疼痛立能消。
- **组成**:柴胡、陈皮(醋炒)各6克,川芎、枳壳(麸炒)、芍药、香附各4.5克,炙甘草1.5克。
- **用法**:水煎服。
- **方解**:柴胡疏肝散为疏肝理气之要方。方中以柴胡功善疏肝解郁,用以为君。香附理气疏肝而止痛,川芎活血行气以止痛,二药相合,助柴胡以解肝经之瘀滞,并增行气活血止痛之效,共为臣药。陈皮、枳壳理气行滞,芍药、甘草养血柔肝,缓急止痛，均为佐药。甘草调和诸药，为使药。诸药相合，共奏疏肝行气、活血止痛之功。

- 主治：肝气犯胃型胃痛。症见胃脘胀满，攻撑作痛，脘痛连胁，胸闷嗳气，喜长叹息，大便不畅，得嗳气、矢气则舒，遇烦恼郁怒则痛作或痛甚，苔薄白，脉弦。
- 加减：若胀重可加青皮、郁金、木香助理气解郁之功。若痛甚者，可加川楝子、延胡索理气止痛。嗳气频作者，可加半夏、旋覆花，亦可用沉香降气散降气解郁。

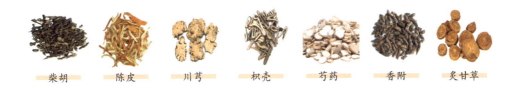

柴胡　　陈皮　　川芎　　枳壳　　芍药　　香附　　炙甘草

## 黄芪建中汤

温中补气，和里缓急。

【方源】

汉代 张仲景《金匮要略》

- 方歌：小建中汤加黄芪，脾胃虚弱用之良，虚劳里急诸不足，温补脾胃气血养。
- 组成：小建中汤（饴糖30克，芍药18克，桂枝、生姜各9克，炙甘草6克，大枣4枚）加黄芪9克。
- 用法：水煎2次，取汁，去渣，加入饴糖，分2次温服。
- 方解：方中黄芪补中益气，小建中汤温脾散寒，和中缓急止痛。
- 主治：脾胃虚寒型胃痛。症见胃痛隐隐，绵绵不休，冷痛不适，喜温喜按，空腹痛甚，得食则缓，劳累或食冷或受凉后疼痛发作或加重，泛吐清水，食少，神疲乏力，手足不温，大便溏薄，舌淡苔白，脉虚弱。
- 加减：泛吐清水较重者，可加干姜、吴茱萸、半夏、茯苓等温胃化饮。如寒盛者可用附子理中汤，或大建中汤温中散寒。若脾虚湿盛者，可合二陈汤。若兼见腰膝酸软，头晕目眩，形寒肢冷等肾阳虚证者，可加附子、肉桂、巴戟天、仙茅，或合用肾气丸、右归丸之类助肾阳以温脾和胃。

# 便秘

粪便在肠道内滞留时间过长，粪便内所含的水分被过度吸收，以致粪便过于干燥、坚硬，排出困难，正常排便规律打乱，每2～3日甚至更长时间才排便1次，严重者排出的粪便性状像羊屎或兔屎样，呈球状，就称为便秘。

便秘致病原因有许多种，主要原因是：生活、工作的紧张，环境的改变，排便习惯和规律被破坏；食欲结构的变异，高热量、高营养、高吸收物质摄入过多，粗纤维食物减少，导致排便次数减少或无规律；滥用泻药或依赖药物排便，如此恶性循环导致肠蠕动无力和肠道干燥；等等。总之，治疗便秘时宜清热泻火，顺气导滞，益气养血润肠。另外，患者平日应多食新鲜蔬菜、水果，保持精神愉快，养成定时排便的习惯。

## 麻子仁丸

润肠泄热，行气通便。

**【方源】** 汉代 张仲景《伤寒论》

- **方歌：** 麻子仁丸治脾约，大黄枳朴杏仁芍，胃热津枯便难解，润肠通便功效高。
- **组成：** 麻子仁、大黄各500克，芍药、枳实（炙）、厚朴、杏仁各250克。
- **用法：** 上药为末，炼蜜为丸，每次9克，每日1～2次，温开水送服。亦可按原方用量比例酌减，改汤剂煎服。
- **方解：** 方中大黄、枳实、厚朴通腑泄热，火麻仁、杏仁、白蜜润肠通便，芍药养阴和营。此方泻而不峻，润而不腻，有通腑气而行津液之效。
- **主治：** 肠胃积热型便秘，症见大便干结，腹胀腹痛，面红身热，口干口臭，心烦不安，小便短赤，舌红苔黄燥，脉滑数。
- **加减：** 若津液已伤，可加生地黄、玄参、麦冬以养阴生津。若兼郁怒伤肝，易怒目赤者，加服更衣丸以清肝通便。若燥热不甚，或药后通而不爽者，可用青麟丸以通腑缓下，以免再秘。
- **附记：** 本方虽为润肠缓下之剂，但含有攻下破滞之品，故年老体虚、津亏血少者不宜常服，孕妇慎用。

## 六磨汤

降气通便。

- **方歌**：四磨饮治七情侵，人参乌药及槟沉，去参加入木香枳，五磨饮子白酒斟，六磨汤内加大黄，气滞便秘亦能医。
- **组成**：沉香、木香、槟榔、乌药、枳实、大黄各等份。
- **用法**：原方各磨浓汁，合一处，重汤煮，温服之即通。
- **方解**：方中木香调气，乌药顺气，沉香降气，大黄、槟榔、枳实破气行滞。可加厚朴、香附、柴胡、莱菔子、炙枇杷叶以助理气之功。
- **主治**：气机瘀滞型便秘。症见大便干结，或不甚干结，欲便不得出，或便而不畅，肠鸣矢气，腹中胀痛，胸胁满闷，嗳气频作，饮食减少，舌苔薄腻，脉弦。
- **加减**：若气郁日久，郁而化火，可加黄芩、栀子、龙胆草清肝泻火。若气逆呕吐者，可加半夏、旋覆花、代赭石。若七情郁结，忧郁寡言者，加白芍、柴胡、合欢皮疏肝解郁。若跌仆损伤，腹部术后，便秘不通，属气滞血瘀者，可加桃仁、红花、赤芍之类活血化瘀。

**【方源】**

元代 危亦林
《世医得效方》

## 润肠丸

润肠通便，活血祛风。

- **方歌**：润肠丸用归尾羌，桃仁麻仁和大黄，劳倦纳呆便秘涩，蜜丸嚼服功效卓。
- **组成**：大黄（去皮）、当归、羌活各6克，桃仁9克，麻子仁（去皮取仁）15克。
- **用法**：除麻仁另研如泥外，捣，罗为细末，炼蜜为丸，如梧桐子大，每服50丸（6～9克），空心用白汤送下。
- **方解**：方中当归滋阴养血，麻子仁、桃仁润肠通便，大黄泻下，羌活疏散风邪。五药合用，使血和风疏，肠胃得润，大便自然通利。
- **主治**：血虚型便秘。症见大便干结，排出困难，面色无华，心悸气短，健忘，口唇色淡，脉细。
- **加减**：可加玄参、何首乌、枸杞子养血润肠。若兼气虚，可加白术、党参、黄芪益气生血；若血虚已复，大便仍干燥者，可用五仁丸润滑肠道。

**【方源】**

金代 李东垣
《脾胃论》

## 大黄附子汤

温里散寒，通便止痛。

**【方源】** 汉代 张仲景《金匮要略》

- **方歌**：金匮大黄附子汤，细辛散寒止痛良，冷积内结成实证，攻专温下妙非常。
- **组成**：附子12克，大黄9克，细辛3克。
- **用法**：水煎服。
- **方解**：本方意在温下，故重用辛热之附子，温里散寒，止腹胁疼痛；以苦寒泻下之大黄，泻下通便，荡涤积滞，共为君药。细辛辛温宣通，散寒止痛，助附子温里散寒，是为臣药。大黄性味虽属苦寒，但配伍附子、细辛之辛散大热之品，则寒性被制而泻下之功犹存，为去性取用之法。三味协力，共成温散寒凝，苦辛通降之剂。寒实积滞所致的便秘，在非温不能散其寒，非下不能去其实的情况下，使用本方最为恰当。
- **主治**：阴寒积滞型便秘。症见大便艰涩，腹痛拘急，胀满拒按，胁下偏痛，手足不温，呃逆呕吐，舌苔白腻，脉弦紧。
- **加减**：腹部胀满、舌苔厚腻、积滞较重者，可加木香、厚朴以加强行气导滞的作用。腹痛甚者，可加肉桂以温里止痛。体虚较甚，可加当归、党参以益气养血。

## 黄芪汤

润肠益气通便。

**【方源】** 清代 尤怡《金匮翼》

- **方歌**：黄芪汤源《金匮翼》，益气润肠擅虚秘，临厕努挣乏力下，黄芪陈皮麻仁蜜。
- **组成**：绵黄芪、陈皮（去白）各15克。
- **用法**：上为细末，每服6克，用火麻仁5克烂研，以水投取浆一盏，滤去滓，于银石器内煎，候有乳起，即入白蜜一大匙，再煎令沸，调药末，空心，食前服。
- **方解**：方中黄芪大补脾肺之气，为方中主药，火麻仁、白蜜润肠通便，陈皮理气。
- **主治**：气虚型便秘。症见粪质并不干硬，也有便意，但临厕排便困难，需努挣方出，挣得汗出短气，便后乏力，体质虚弱，面白神疲，肢倦懒言，舌淡苔白，脉弱。
- **加减**：若气虚较甚，可加人参、白术，"中气足则便尿如常"，气虚甚者，可选用红参。若气虚下陷脱肛者，则用补中益气汤。若肺气不足者，可加用生脉散。若日久肾气不足，可用大补元煎。

# 增液汤

增液润燥。

【方源】

清代 吴鞠通
《温病条辨》

- **方歌**：增液玄参与地冬，热病津枯便不通，补药之体作泻剂，但非重用不为功。
- **组成**：玄参30克，麦冬（连心）、细生地黄各24克。
- **用法**：水煎服。
- **方解**：本方为治疗津亏肠燥所致大便秘结的常用方，又是治疗多种内伤阴虚液亏病症的基础方。阳明温病不大便，不外热结、液干两端。若阳邪炽盛之热结实证，则用承气汤急下存阴；若热病阴亏液涸，《温病条辨》所谓"水不足以行舟，而结粪不下者"，当增水行舟。本方所治大便秘结为热病耗损津液，阴亏液涸，不能濡润大肠，"无水舟停"所致。津液亏乏，不能上承，则口渴；舌干红，脉细数为阴虚内热之象；脉沉而无力者，主里主虚之候。治宜增液润燥。方中重用玄参，苦咸而凉，滋阴润燥，壮水制火，启肾水以滋肠燥，为君药。生地黄甘苦而寒，清热养阴，壮水生津，以增玄参滋阴润燥之力；又肺与大肠相表里，故用甘寒之麦冬，滋养肺胃阴津以润肠燥，共为臣药。三药合用，养阴增液，以补药之体为泻药之用，使肠燥得润、大便得下，故名之曰"增液汤"。本方咸寒苦甘同用，旨在增水行舟，非属攻下，欲使其通便，必须重用。
- **主治**：阴虚型便秘。症见大便干结，如羊屎状，形体消瘦，头晕耳鸣，心烦失眠，潮热盗汗，腰酸膝软，舌红少苔，脉细数。
- **加减**：可加芍药、玉竹、石斛以助养阴之力，加火麻仁、柏子仁、瓜蒌仁以增润肠之效。若胃阴不足，口干口渴者，可用益胃汤；若肾阴不足，腰酸膝软者，可用六味地黄丸。

## 济川煎

**温肾益精,润肠通便。**

【方源】明代 张介宾《景岳全书》

- **方歌**:济川归膝肉苁蓉,泽泻升麻枳壳从,肾虚津亏肠中燥,寓通于补法堪宗。
- **组成**:当归9~15克,肉苁蓉6~9克,牛膝6克,泽泻4.5克,枳壳3克,升麻1.5~3克。
- **用法**:水煎服。
- **方解**:本方为温润通便、治疗肾阳虚便秘的常用方。本方证因肾虚开合失司所致。肾主五液,司开合。肾阳不足,气化无力,津液不布,故小便清长;肠失濡润,传导不利,故大便不通;肾虚精亏,故腰膝酸软;清窍失养,则头目眩晕;肾阳亏损,故舌淡苔白、脉象沉迟。肾虚开合失司,浊气不降,肠道失润,治当温肾益精、润肠通便。方中肉苁蓉味甘咸性温,功能温肾益精,暖腰润肠,为君药。当归补血润燥,润肠通便;牛膝补益肝肾,壮腰膝,性善下行,共为臣药。枳壳下气宽肠而助通便;泽泻渗利小便而泄肾浊;妙用升麻以升清阳,清阳升则浊阴自降,相反相成,以助通便之效,以上共为佐药。诸药合用,既可温肾益精治其本,又能润肠通便以治标。用药灵巧,补中有泻,降中有升,具有"寓通于补之中、寄降于升之内"的配伍特点。可加肉桂以增温阳之力。
- **主治**:阳虚型便秘。症见大便或干或不干,皆排出困难,小便清长,面色㿠白,四肢不温,腹中冷痛,得热痛减,腰膝冷痛,舌淡苔白,脉沉迟。
- **加减**:若老人虚冷便秘,可用半硫丸;若脾阳不足,中焦虚寒,可用理中汤加当归、芍药。若肾阳不足,尚可选用金匮肾气丸或右归丸。

当归

肉苁蓉

牛膝

泽泻

枳壳

升麻

# 蛔虫病

蛔虫病是由蛔虫寄生在人体所引起的一种常见病。由于蛔虫具有喜温，恶寒怕热，性动好窜，善于钻孔的特性，故当人体脾胃功能失调，或有全身发热性疾患时，蛔虫即易在腹中乱窜而引起多种病症。蛔虫病的临床表现差异较大，轻者可无任何症状，或有食欲不佳和腹痛，疼痛一般不重，多位于脐周或稍上方。痛时喜按揉腹部，腹部无压痛，腹壁不紧张。脐周腹痛，作止无定，甚则异嗜，消瘦是蛔虫病的临床特征，而吐蛔或便蛔则无疑属于蛔虫病。治疗主要根据病情的轻重缓急，采用驱虫、安蛔、调理脾胃等法。

## 使君子丸

杀虫疗疳，健脾行气。

- **方歌**：使君子丸治蛔虫，厚朴陈皮川芎随，杀虫化疳兼行气，随症加减效堪夸。
- **组成**：使君子30克，厚朴、陈皮各1克，川芎5克。
- **用法**：上药共研细末，炼蜜为丸，如皂子大（6～9克）。3岁以上小儿每服1粒，3岁以下小儿每服半粒，陈米汤化下。也可改用饮片作汤剂水煎服，各药用量各适量。
- **方解**：方中重用使君子杀虫疗疳，配以厚朴、陈皮、川芎健脾行气。合而用之，共奏杀虫疗疳、健脾行气之功。
- **主治**：蛔虫腹痛、时作时辍、或不进饮食、渐至羸瘦者。
- **加减**：若蛔虫病，一般可加雷丸、苦楝根皮。消化不良，可加焦山楂、鸡内金。

【方源】

宋代 陈师文《太平惠民和剂局方》

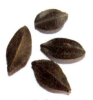
使君子

厚朴

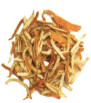
陈皮

川芎

## 椒梅汤

驱蛔，祛暑。

**【方源】**
清代 吴鞠通
《温病条辨》

- **方歌**：椒梅汤中白芍药，黄芩黄连与人参，干姜半夏枳实配，驱蛔祛暑效果优。
- **组成**：川椒、乌梅、白芍药各9克，人参、黄连、黄芩、干姜、半夏各6克，枳实4.5克。
- **用法**：水煎服。每日1剂，日服2次或顿服。
- **方解**：方用川椒、乌梅、黄连、黄芩、白芍，辛、酸、苦合味，具有杀虫驱蛔之功；人参补气扶正，枳实消痞，干姜温中，半夏降逆。综观全方，寒热并投，消补兼施，扶正祛邪，共奏驱蛔、祛暑之功。
- **主治**：上热下寒、胸痞呕恶、寒热夹杂、或脐周腹痛、吐蛔下利等。
- **加减**：临床应用，人参可易党参。胸痞胀满者，加木香、青皮、陈皮；呕恶甚者，加代赭石、竹茹；下利，加木香、茯苓、白术等。

## 集效丸

驱蛔杀虫，理气通腑。

**【方源】**
宋代 陈师文
《太平惠民和剂局方》

- **方歌**：集效丸中用大黄，木香槟榔诃黎勒，附羌干姜鹤虱配，驱蛔通腑病自痊。
- **组成**：大黄450克，木香、槟榔、诃子、附子、羌活（一作芫荑）、鹤虱、干姜各315克。
- **用法**：上药共研细末，炼蜜为丸，如梧桐子大。每服30丸（6～9克），橘皮汤下，妇女醋汤下。也可改用饮片作汤剂水煎服，各药用量按常规剂量酌定。
- **方解**：方中鹤虱、槟榔驱蛔杀虫，配以大黄清热通腑导滞，羌活、木香理气止痛，附子、干姜、诃子温脾涩肠。合而用之，共奏驱蛔杀虫、理气通腑之功。
- **主治**：蛔虫搅动、脘腹作痛、往来上下、痛有休止、烦热、吐涎沫以及痔疮痒痛者。

## 安蛔汤

温中安蛔。

- 方歌：安蛔汤中用人参，白术干姜川椒添，再加乌梅与茯苓，温中安蛔此方良。
- 组成：人参9克，白术3克，干姜4.5克，川椒（炒）14粒，乌梅3个，茯苓9克。
- 用法：水煎服。每日1剂，日服2次。
- 方解：方用理中汤去甘草，加茯苓，温养脾胃之寒而祛中焦之寒；乌梅、川椒酸辛伏虫，使中焦寒去，虫伏而安，共达温中安蛔之效。
- 主治：脾胃虚寒、蛔虫腹痛、便溏溲清、手足不温、舌白脉虚者。
- 附记：本方药性偏温，阴虚者慎用。

【方源】

明代 龚廷贤《万病回春》

人参　白术　干姜　川椒　乌梅　茯苓

## 化虫丸

驱杀肠寄生虫。

- 方歌：化虫丸中苦楝皮，鹤虱槟榔铅粉配，再加一味煅枯矾，驱杀肠虫奏效捷。
- 组成：苦楝皮、鹤虱、槟榔、铅粉（炒）各30克，枯矾8克。
- 用法：上药共研细末，面糊或水泛为丸。每服3～6克，根据小儿年龄酌定，空腹时开水或米饮送服。每日1次，中病即止。
- 方解：方中铅粉杀虫，枯矾燥湿，二药均为矿石类药物，于驱虫常用方中较为少见，且杀虫力强，加之配以苦楝皮、鹤虱、槟榔驱虫杀虫，以增强驱杀肠寄生虫之功效。力专效宏，用之必效。
- 主治：肠道多种寄生虫病。症见腹痛时作，或吐蛔，或肛门瘙痒，或嗜食异物等。
- 附记：方中铅粉有毒，不宜过量及持久服用。大便秘结者慎用。

【方源】

宋代 陈师文《太平惠民和剂局方》

# 钩虫病

钩虫病是由于钩虫寄生在人体小肠所引起的疾病，因其主要症状为好食易饥，倦怠乏力，肤色萎黄，面足浮肿，故中医文献把钩虫病称为黄肿病、疳黄、黄胖、饕餮黄等。四川及浙江民间又称为懒黄病、粑黄病、桑叶黄等。钩虫致病的主要病机为扰乱脾胃气机，吸食及耗费人体血液，因而出现胃肠失调及气血亏虚的病变及相应的临床症状。钩虫病出现"黄肿"表现者，需与黄疸及水肿相鉴别。驱除钩虫、补益气血及调理脾胃是治疗钩虫病的主要原则。积极治疗钩虫病人，做好粪便管理，做好劳动防护，是预防钩虫病的主要措施。

## 止嗽散加减

宣肺疏风，止咳化痰。

- **方歌**：止嗽散用百部菀，白前桔草荆陈研，宣肺疏风止咳痰，姜汤调服不必煎。
- **组成**：桔梗（炒）、荆芥、紫菀（蒸）、百部（蒸）、白前（蒸）各1千克，甘草（炒）375克，陈皮（水洗去白）500克。
- **用法**：共研细末，每服9克，食后，临卧时开水调服，初感风寒者，用生姜汤调下。
- **方解**：方中以桔梗、紫菀、陈皮宣肺化痰，白前肃肺降逆，百部止咳并有杀虫作用，荆芥、甘草疏表和中。
- **主治**：虫邪犯肺型钩虫病。症见皮肤受邪数日后，出现胸闷咳嗽，喉痒难忍，甚则频咳不止，喉间痰鸣，苔白，脉平或濡数。
- **加减**：喉间痰鸣，喘促痰多者，可合用射干麻黄汤降逆平喘。
- **附记**：痰中带血者慎用。阴虚劳嗽者，不宜使用。

【方源】
清代 程国彭《医学心悟》

# 八珍汤加减

益气补血。

- **方歌**：气血双补八珍汤，四君四物合成方，煎加姜枣调营卫，气血亏虚服之康。
- **组成**：人参、白术、白茯苓、当归、川芎、白芍药、熟地黄、甘草（炙）各30克。
- **用法**：作汤剂，加生姜3片，大枣5枚，水煎服，用量根据病情酌定。
- **方解**：方中人参与熟地黄相配，益气养血，共为君药。白术、茯苓健脾渗湿，助人参益气补脾；当归、白芍养血和营，助熟地黄滋养心肝，均为臣药。川芎为佐，活血行气，使地、归、芍补而不滞。炙甘草为使，益气和中，调和诸药。全方八药，实为四君子汤和四物汤的复方。用法中加入姜、枣为引，调和脾胃，以资生化气血，亦为佐使之用。
- **主治**：气血两虚型钩虫病。症见颜面、肌肤萎黄或苍白，面足甚至全身浮肿，脘闷不舒，倦怠乏力，精神不振，眩晕耳鸣，心悸气短，舌质淡胖，脉弱。
- **加减**：脘闷纳差者，加木香、砂仁理气调胃。

【方源】

元代 沙图穆秀克《瑞竹堂经验方》

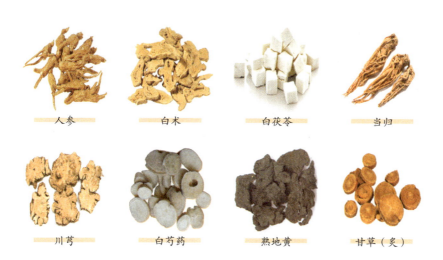

人参　白术　白茯苓　当归

川芎　白芍药　熟地黄　甘草（炙）

# 第五章 肝胆病证

## 黄疸

　　黄疸是由于感受湿热疫毒等外邪，导致湿浊阻滞，脾胃肝胆功用失调，胆液不循常道，随血泛溢引起的以目黄、身黄、尿黄为主要临床表现的一种肝胆病证。患病初起，目黄、身黄不一定出现，而以恶寒发热，食欲不振，恶心呕吐，腹胀肠鸣，肢体困重等类似感冒的症状为主，三五日后，才逐渐出现目黄，随之出现尿黄与身黄。亦有先出现胁肋剧痛，然后发黄者。病程或长或短。发黄程度或浅或深，其色或鲜明或晦暗，急黄者，其色甚则如金。急黄患者还可出现壮热神昏，衄血吐血等症。常有饮食不节，与肝炎病人接触，或服用损害肝脏的药物等病史。

　　黄疸为临床常见病证之一，男女老少皆可罹患，但以青壮年居多。历代医家对本病均很重视，古代医籍多有记述，现代研究也有长足进步，中医药治疗本病有较好疗效，对其中某些证候具有明显的优势。

## 小建中汤

清热，利湿，退黄。

- **方歌**：小建中汤芍药多，桂姜甘草大枣和，更加饴糖补中藏，虚劳里急腹痛康。
- **组成**：饴糖30克，白芍18克，桂枝、生姜各9克，炙甘草6克，大枣4枚。
- **用法**：后5味，水煎2次，取汁，去渣，加入饴糖，分2次温服。
- **方解**：方中桂枝配生姜、大枣辛甘生阳，白芍配甘草酸甘化阴，饴糖缓中健脾。
- **主治**：脾虚血亏型黄疸。症见面目及肌肤发黄，黄色较淡，面色不华，睑白唇淡，心悸气短，倦怠乏力，头晕目眩，舌淡苔白，脉细弱。
- **加减**：并酌加茯苓、泽泻以利湿退黄，黄芪、党参以补气，白术以健脾，当归、阿胶以养血。

【方源】
汉代 张仲景
《伤寒论》

 饴糖  白芍  桂枝  生姜  炙甘草  大枣

## 茵陈术附汤

温中化湿，健脾利胆。

- **方歌**：茵陈术附塞湿伤，乃是四逆巧梳妆，肉桂加之热更壮，此治阴黄是好方。
- **组成**：茵陈、甘草（炙）各3克，白术6克，附子、干姜各1.5克，肉桂1克。
- **用法**：水煎服。
- **方解**：方中茵陈除湿利胆退黄，附子、肉桂、干姜温中散寒，佐以白术、甘草健脾和胃。
- **主治**：寒湿阻遏型黄疸。症见身目俱黄，黄色晦暗不泽或如烟熏，右胁疼痛，痞满食少，神疲畏寒，腹胀便溏，口淡不渴，舌淡苔白腻，脉濡缓或沉迟。
- **加减**：胁痛或胁下积块者，可加柴胡、丹参、泽兰、郁金、赤芍以疏肝利胆，活血化瘀。便溏者加茯苓、泽泻、车前子。黄疸日久，身倦乏力者加党参、黄芪。

【方源】
汉代 张仲景
《伤寒论》

## 茵陈蒿汤

清热，利湿，退黄。

**【方源】** 汉代 张仲景《伤寒论》

- **方歌：** 茵陈蒿汤治疸黄，阴阳寒热细推详，阳黄大黄栀子入，阴黄附子与干姜。
- **组成：** 茵陈蒿18克，栀子5克，大黄6克。或三药各等份。
- **用法：** 水煎服。每日1剂，日服2次。
- **方解：** 方中茵陈味苦微寒，入肝、脾、膀胱经，为清热利湿、疏肝利胆退黄的要药；栀子清泄三焦湿热，利胆退黄；大黄通腑化瘀，泄热解毒，利胆退黄；茵陈配栀子，使湿热从小便而去；茵陈配大黄，使瘀热从大便而解，三药合用，共奏清热利湿、通腑化瘀、利胆退黄和解毒之功。本方可酌加升麻、连翘、大青叶、虎杖、田基黄、板蓝根等清热解毒，郁金、金钱草、丹参以疏肝利胆化瘀，车前子、猪苓、泽泻等以渗利湿邪，使湿热分消，从二便而去。
- **主治：** 湿热黄疸型黄疸。症见初起目白睛发黄，迅速至全身发黄，色泽鲜明，右胁疼痛而拒按，壮热口渴，口干口苦，恶心呕吐，脘腹胀满，大便秘结，小便赤黄、短少，舌红，苔黄腻或黄糙，脉弦滑或滑数。
- **加减：** 如见恶寒发热，或寒热往来，加柴胡、黄芩和解退热。大便秘结，重用大黄，并加枳实以泻热退便。胁痛腹胀，加郁金、川楝子疏肝理气止痛。黄疸甚，加田基黄、泽泻、车前子利湿退黄。

## 大柴胡汤

和解少阳，内泻热结。

**【方源】** 汉代 张仲景《金匮要略》

- **方歌：** 大柴胡汤用大黄，芩枳夏芍枣生姜，少阳阳明合为病，和解功里效力彰。
- **组成：** 柴胡、生姜（切）各15克，黄芩、白芍、半夏（洗）、枳实（炙）各9克，大黄6克，大枣（擘）4枚。
- **用法：** 水煎2次，去滓，再煎，分2次温服。
- **方解：** 方中柴胡、黄芩、半夏、生姜和解少阳，和胃降逆；大黄、枳实通腑泄热，利胆退黄；白芍和脾敛阴，柔肝利胆；大枣养胃。
- **主治：** 胆腑郁热型黄疸。症见身目发黄鲜明，右胁剧痛且放射至肩背，壮热或寒热往来，伴有口苦咽干，恶心呕吐，便秘，尿黄，舌红苔黄而干，脉弦滑数。

- **加减**：胁痛重者，可加郁金、枳壳、木香。黄疸重者，可加金钱草、厚朴、茵陈、栀子。壮热者，可加金银花、蒲公英、虎杖；呃逆恶心者，加炒莱菔子。

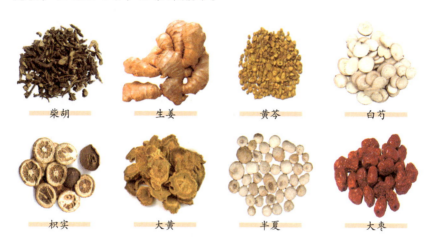

柴胡　　生姜　　黄芩　　白芍

枳实　　大黄　　半夏　　大枣

## 茵陈五苓散

清热利水退黄。

- **方歌**：茵陈五苓用泽泻，猪苓茯苓术桂心，湿热黄疸同主治，湿重于热此方施。
- **组成**：茵陈160克，泽泻30克，猪苓、茯苓、白术各9克，桂心6克。
- **用法**：上药共研细末。每服9克，水调服，日服2次。亦可用饮片作汤剂水煎服，各药用量按常规剂量酌定。
- **方解**：方用茵陈清热利湿退黄，合以五苓散利水渗湿，则祛除水湿之力增强。合而用之，清热利水退黄极效。
- **主治**：湿热黄疸。症见湿重于热，身目俱黄，小便不利，头重身困，胸脘痞满，口淡不渴，或便溏腹胀，舌苔厚腻或淡黄，脉濡稍数。
- **加减**：若见寒热往来、头痛口苦者，加柴胡、黄芩。胁痛、脘腹胀满者，加郁金、枳实、川楝子。恶心呕吐、食少纳呆者，加竹茹、半夏、神曲。疲乏无力较明显，加党参、生薏苡仁。

【方源】

汉代　张仲景
《金匮要略》

# 第六章 肾膀胱病证

## 肾炎

肾炎是肾脏疾病中最常见的一种，指两侧肾脏出现非化脓性的炎性病变。根据病情发展的快慢，肾炎可分为急性肾炎、慢性肾炎两种。急性肾炎是乙型溶血性链球菌等致病源感染后引起的一种全身变态反应性疾病，临床上以全身浮肿、尿少、血尿、蛋白尿等为主要症状，可引起血压升高。慢性肾炎的临床症状表现为蛋白尿、血尿、水肿、高血压等，病程漫长，有的可达数十年之久，治疗困难，大多渐变为慢性肾功能衰竭，最终使肾受实质性损害，患者也会出现贫血、心衰等病症。

中医没有肾炎的叫法，把它归于水肿病，认为本病与肺、脾、肾三脏器有关，治疗时以健脾补肾、宣肺利水、清热祛湿为原则。

## 疏凿饮子

利水消肿，疏风解表。

- **方歌**：疏凿饮子治水肿，商陆羌活姜木通，秦艽槟榔赤小豆，大腹椒目泽茯苓。
- **组成**：泽泻、赤小豆、商陆、羌活、大腹皮、椒目、木通、生姜皮、秦艽、槟榔、茯苓皮各等份。
- **用法**：上药共为粗末。每取15克，水煎服。日服2次。
- **方解**：疏凿饮水所治水肿，乃水湿壅盛泛溢肌肤所致。本方根据《内经》"平治权衡，去宛陈莝""开鬼门，洁净府"的理论创制而成。方中"以商陆为君，专行诸水；佐羌活、秦艽、腹皮、苓皮、姜皮、行在表之水，从皮肤而散；佐槟榔、赤豆、椒目、泽泻、木通、行在里之水，从二便而去。上下、内外、分消其势、亦犹神禹疏凿江河之意也"（《医宗金鉴》）。
- **主治**：急、慢性肾炎。症见表里俱实，不偏寒热，而水湿过盛，遍身水肿，喘促气急，烦躁多渴，二便不利。
- **加减**：若见水湿壅盛、遍身水肿而腹满便秘甚者，加大黄、葶苈子。水邪迫肺、呼吸喘促甚者，去羌活、秦艽，加紫苏子、葶苈子、白芥子等。
- **附记**：凡阴水或体虚之人不宜用。

【方源】宋代 严用和《济生方》

## 防己茯苓汤

益气通阳，利水消肿。

- **方歌**：防己茯苓汤黄芪，益气通阳配桂枝，本虚标实水肿病，利水消肿此方施。
- **组成**：防己、黄芪、桂枝各15克，茯苓30克。
- **用法**：水煎服。每日1剂，日服2次。
- **方解**：方用防己、茯苓利水消肿为主；合以黄芪健脾益气，脾健则水湿无以生；桂枝通阳化气，气化则水湿自利，益正而祛邪。合而用之，共奏益气通阳，利水消肿之功。
- **主治**：皮水。症见周身浮肿，四肢肿胀，小便短少，或兼疲乏无力，或兼四肢聂动者。
- **加减**：若见水肿、皮肤作胀，加大腹皮、冬瓜皮。小便短少，加猪苓、泽泻。属膀胱气化失司，加白术、葱白。疲乏无力，加党参、白术。兼有畏寒肢冷，加附子、干姜。

【方源】汉代 张仲景《金匮要略》

## 胃苓汤

健脾和中,利水化湿。

**【方源】** 元代 朱震亨《丹溪心法》

- 方歌：胃苓猪泽桂枝术,朴苍陈草姜枣伍,脾湿气滞脘腹胀,呕泻肿满尿少康。
- 组成：苍术、陈皮、厚朴各9克,茯苓、猪苓、泽泻、白术各15克,桂枝、甘草各6克。
- 用法：上药共为粗末。每用15克,加生姜5片,大枣2枚,水煎服。或用饮片作汤剂水煎服。各药用量按常规剂量酌定。
- 方解：方用平胃散（苍术、厚朴、陈皮、甘草）运脾燥湿,合五苓散（茯苓、猪苓、泽泻、白术、桂枝）利水渗湿。合而用之,共奏健脾和中、利水化湿之功。标本兼顾,且利水力强。
- 主治：急、慢性肾炎。症见寒湿内阻,脘腹疼痛,泄泻,小便短少,舌苔白腻。
- 加减：若见脘腹胀满较甚,加枳壳、砂仁。不思饮食,加山楂、神曲。恶心呕吐,加半夏、生姜。神疲乏力,加党参、薏苡仁。湿热较甚,去肉桂,加黄连、苦参。寒湿重者,加干姜、砂仁。痢疾,加当归、木香、炮姜。急性肾炎,加半边莲、马鞭草。
- 附记：方中药性偏温燥,且利水力强,而耗伤阴血,故血虚阴亏者慎用。

## 防己黄芪汤

益气祛风,健脾利水。

**【方源】** 汉代 张仲景《金匮要略》

- 方歌：金匮防己黄芪汤,白术甘草枣生姜,汗出恶风身肿重,表虚湿盛用之良。
- 组成：防己12克,黄芪15～30克,白术9克,甘草6克,生姜3片,大枣3枚。
- 用法：水煎服。每日1剂,日服2次。
- 方解：本方所治风水、风湿,乃表气不固,外受风邪,水湿郁于经络之证,治当益气固表。方中重用黄芪补气固表；配以防己祛风行水,与黄芪相配,补气利水之力增强,且利水而不伤正；佐以白术健脾胜湿,与黄芪相配,益气固表之力更大；甘草培土和中；生姜、大枣调和营卫。药共六味,扶正祛邪,标本兼顾,使表虚得固,风邪得除,脾气健运,水道通利，则表虚水肿、风湿之证自愈。

- **主治**：风水或风湿。症见汗出恶风，身肿而重，小便不利，或风湿肢体重着麻木，舌淡苔白，脉浮。
- **加减**：若见喘者，加麻黄。胃中不和者，加芍药。气上冲者，加桂枝。下肢陈寒者，加细辛。湿盛腰腿重着者，加茯苓、苍术。胸腹胀满而痛，加橘皮、枳壳。风湿兼见心悸，加桂枝、茯苓。急性肾炎，加浮萍、紫苏叶、益母草、鲜茅根。慢性风湿病，酌加附子、秦艽、当归、川芎。
- **附记**：若是水肿实证，兼有恶心、腹胀、便溏者，忌用。

防己　　黄芪　　白术　　甘草　　生姜　　大枣

## 五皮散

利水消肿，行气健脾。

【方源】《华氏中藏经》

- **方歌**：五皮散能消水肿，桑橘大腹姜茯苓，健脾化湿又理气，以皮行皮可建功。
- **组成**：桑白皮、陈橘皮、生姜皮、大腹皮、茯苓皮各等份。
- **用法**：上药共为粗末。每用9～15克，水煎，不拘时温服。亦可改用饮片水煎服，各药用量按常规剂量酌定。丸剂：每服9克，日服2次。
- **方解**：本方"治水病肿满，上气喘急，或腰以下肿，此亦肺之治节不行，以致水溢皮肤，而为以上诸症。故以桑白皮之泻肺降气，肺气清肃，则水自下趋，而以茯苓以上导下，大腹之宣肺行水，姜皮辛凉解散，理气行痰。皆用皮者，因病在皮，以皮行皮之意。肺脾为子母之脏，子病未有不累及母者。故肿满一症，脾实相关。若脾有健运之能，土旺则自可制水，虽肺之治节不行，难致肿满之患。是以陈皮、茯苓两味，本为脾药，其功用皆能行中带补，匡正除邪，一举而两治之，则上下之邪，恐恶皆涣散耳"（张秉成）。

- 主治：皮水。症见一身悉肿，肢体沉重，脘腹胀满，上气促急，小便不利，苔白腻，脉沉缓。
- 加减：若水肿于腰部以上、或兼有外感表证，加紫苏叶、荆芥、防风、白芷。湿热下盛、腰以下肿，加车前子、防己、薏苡仁、泽兰。肠胃积滞、大便不通，加大黄、枳实、郁李仁。腹中胀满，加莱菔子、厚朴、麦芽。正气不足、脾虚体弱，加党参、白术。寒湿内盛、肾阳不振，加干姜、附子、肉桂。实热壅盛，加黄芩、黄柏、大黄、黄连。

桑白皮　　陈橘皮　　生姜皮　　大腹皮　　茯苓皮

## 中满分消汤

温散寒邪，理气消胀，益气健脾。

【方源】金代 李东垣《兰室秘藏》

- 方歌：中满分消治寒胀，参芪乌泽连二姜，升柴荜麻朴蔻柏，夏苓茱归果益香。
- 组成：川乌、当归、麻黄、荜澄茄、柴胡、生姜、干姜、人参、泽泻、黄连、青皮各0.6克，厚朴、吴茱萸、草豆蔻、黄芪、黄柏各1.5克，升麻、木香、半夏、茯苓、益智仁各0.9克。
- 用法：水煎服。每日1剂，食前热服。
- 方解：方中"川乌、二姜、吴茱萸、荜澄茄、益智仁、草豆蔻，除湿开郁，暖胃温肾以祛其实，青皮、厚朴以散其满，升麻、柴胡以升其清，茯苓、泽泻以泻其浊，人参、黄芪以补其中，陈皮、木香以调其气，当归以和其血，麻黄以发其汗，半夏以燥其寒，黄连、黄柏以祛湿中之热，又热因寒用也"（《医方集解》）。全方药味甚多，但配伍颇合法度。攻补兼施，使邪去而正不伤；升清降浊，使气和调畅而胀满除；寒热并用，使寒邪散而热不生，临证投用，治中满寒胀可收良效。
- 主治：中满寒胀。症见二便不通，四肢不温，腹中寒，心下痞，食入反出，下焦躁寒沉厥，奔豚不收。

## 实脾饮

温阳健脾,行气利水。

- **方歌:** 实脾苓术与木瓜,甘草木香大腹加,草果附姜兼厚朴,虚寒阴水效堪夸。
- **组成:** 炮附子、白术、白茯苓、干姜(炮)、厚朴(姜制)、木瓜、木香、草果仁、大腹子各6克,炙甘草、生姜、大枣各3枚。
- **用法:** 水煎服。每日1剂,日服2次。
- **方解:** 水肿一病,大体可分为阳水、阴水两大类,阳水属热属实,阴水属寒属虚。本方所主乃脾肾阳虚、水气内停所致之阴水证。《素问·至真要大论》云:"诸湿肿满,皆属于脾。"治当温阳健脾,行气利水。方中干姜、附子、草果温肾暖脾,扶阳抑阴;白术、炙甘草、生姜、大枣健脾补虚,扶土制水,使土实则水治,阳复则水化;寒水既停,三焦气滞,必兼行气利水,使气行水行,其效方捷,故又以厚朴、木香、大腹子、茯苓行气消胀,导水下行;又温燥渗利太过每易伤阳,所以更佐一味酸温的木瓜,敛阴护津,使水去而阴津不伤,与仲景真武汤用白芍异曲而同工,虽无白芍育阴之效,却有化湿和胃之用,涩津不虑恋湿,实较白芍为优。诸药合用,使阳所复,运化健,气行水去,诸症自愈。
- **主治:** 阴水。症见阳虚水肿,半身以下肿甚,胸腹胀满,或腹大身重,体倦食少,手足不温,口中不渴,大便溏薄,小便短少,舌苔白腻,脉沉迟者。
- **加减:** 方中大腹子,现临床多改用大腹皮。若尿少,加泽泻、猪苓。疲乏无力,加党参、黄芪。便溏,加生薏苡仁、莲子。脘腹作胀,加陈皮、砂仁。此外,尿中蛋白阳性,去甘草,加鹿蹄草、芡实。心悸怔忡,加重附子用量,并加生龙骨、灵磁石。肝区胀痛,加青皮、三棱、莪术。
- **附记:** 水肿属于阳水者忌用。

【方源】

宋代 严用和
《济生方》

## 廓清饮

行气消肿,化湿利水。

**【方源】**
明代 张介宾
《景岳全书》

- 🗣 **方歌**:行气消肿廓清饮,枳壳厚朴白芥子,萝卜茯苓大腹皮,泽泻再配广陈皮。
- 📋 **组成**:枳壳6克,厚朴45克,大腹皮3~6克,白芥子15~21克(或3~6克),莱菔子(生捣)3克,茯苓(连皮用)6~9克,泽泻6~9克,陈皮3克。
- ✋ **用法**:水煎服。每日1剂,日服2次。
- 💊 **方解**:方用枳壳、厚朴、大腹皮疏理三焦气机,行气消肿;配以茯苓、泽泻化湿利水;白芥子、莱菔子、陈皮理气散结,通利气机。综观全方,使气行则水行,水去则气畅,共奏行气消肿,化湿利水之功。
- 🎯 **主治**:水湿壅滞三焦。症见胸膈肿胀、小便不利、通身肿胀,或肚腹单胀、胸闷者。
- ➕ **加减**:若见内热盛、小便赤涩者,加栀子、木通。小腹胀满、大便不通者,加生大黄。气滞胸腹疼痛者,加乌药、香附。食滞者,加山楂、麦芽。身黄、小便不利者,加茵陈。

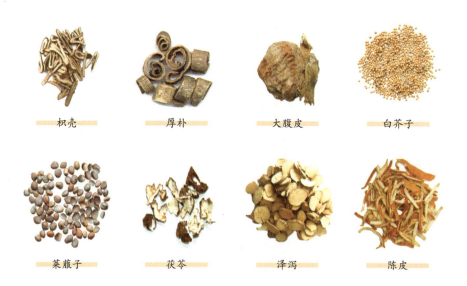

| 枳壳 | 厚朴 | 大腹皮 | 白芥子 |

| 莱菔子 | 茯苓 | 泽泻 | 陈皮 |

# 泌尿结石

泌尿系结石是指肾、输尿管、膀胱和尿道的结石，其成因至今尚未完全阐明，可因尿路感染、尿路梗阻、异物、代谢紊乱等因素而诱，可引起尿路黏膜充血、水肿，甚至破溃，尿路梗阻造成肾和输尿管积水、肾功能损害、泌尿系感染等。泌尿系结石可归属中医的"砂淋""石淋""血淋""气淋"等病证。治疗时，有清热、利湿、通淋、排石等多种方法。

## 石韦散

清热利水，排石通淋。

- **方歌**：石韦散中用滑石，瞿麦车前冬葵子，热淋石淋一并治，清利排石效堪夸。
- **组成**：石韦、冬葵子各60克，滑石150克，瞿麦30克，车前子90克。
- **用法**：上药共研细末。每服9克，日服3次，温开水送服。亦可用饮片作汤剂水煎服，各药用量按常规剂量酌定。
- **方解**：方中五药皆为利水通淋要药，既含清热利水之意，又有排石通淋之效，力专效宏，其效甚优。
- **主治**：热淋、石淋。症见小便频数，淋漓涩痛或尿中见有砂石，苔黄尿赤，或有发热。
- **加减**：可加金钱草、海金沙、鸡内金等以加强排石消坚的作用。若腰腹绞痛者，可加芍药、甘草以缓急止痛。若见尿中带血，可加小蓟、生地黄、藕节以凉血止血。尿中有血条血块者，加川牛膝、赤芍、血竭以活血祛瘀。若兼有发热，可加蒲公英、黄柏、大黄以清热泻火。

【方源】
唐代 王焘
《外台秘要》

石韦　　冬葵子　　滑石　　瞿麦　　车前子

## 琥珀散

利水通淋,活血行气。

- 方歌:琥珀散中用石韦,滑石瞿麦与当归,木香赤芍冬葵子,利水活血通淋痊。
- 组成:琥珀、石韦、滑石、冬葵子、瞿麦各30克,当归、赤芍、木香各15克。
- 用法:上药共研细末。每服6克,葱白汤调下。或用饮片作汤剂水煎服,各药用量按常规剂量酌定。
- 方解:方用琥珀、石韦、滑石、冬葵子、瞿麦清热利水通淋,配合当归、赤芍活血,木香行气止痛。综观全方,可使气行血活,而助蕴热,水湿下利,诸症自愈。
- 主治:小便淋漓、脐腹急痛。

【方源】宋代 王怀隐《太平圣惠方》

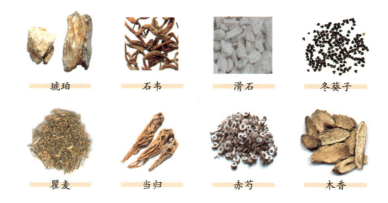

琥珀　石韦　滑石　冬葵子
瞿麦　当归　赤芍　木香

## 如圣散

清热解毒,利水通淋。

- 方歌:如圣散中马蔺花,麦冬车前白茅根,檀香连翘葶苈子,甜苦葶苈两相加。
- 组成:马蔺花、麦冬、白茅根、车前子、甜葶苈子、炒苦葶苈子、檀香、连翘各15克。
- 用法:上药共研为末。每服12克,水煎服,或用饮片作汤剂水煎服,各药用量按常规剂量酌定。
- 方解:方用马蔺花清热解毒,利尿止血为主药,配以连翘、白茅根清热凉血,麦冬滋阴清热,车前子、葶苈子利水通淋,再佐以檀香理气止痛。诸药合用,共奏清热解毒、利水通淋之功。
- 主治:砂淋。症见尿频,尿血,尿痛。

【方源】明代 董宿《奇效良方》

## 三金汤

清热通淋，利尿排石。

- **方歌**：三金汤中金钱草，海金砂与鸡内金，石韦瞿麦冬葵子，通淋排石效堪夸。
- **组成**：金钱草30～60克，海金砂15～30克，鸡内金（研末吞）6～9克，冬葵子、石韦、瞿麦各9～12克。
- **用法**：水煎服。每日1剂，日服2次。
- **方解**：方中以金钱草利尿通淋排石为主；辅以冬葵子、海金砂、石韦、瞿麦清热利水，促进结石从尿中排出；鸡内金化石，以助金钱草排石之功。诸药合用，共奏清热通淋、利尿排石之功。
- **主治**：石淋。症见腰痛，小便淋痛，尿血或尿中有砂石者。
- **加减**：若见胃肠病者，去石韦、冬葵子，加山药、茯苓、白术。肾阴虚者，加熟地黄、枸杞子。肾阳虚者，加鹿角霜、骨碎补。肾绞痛者，加延胡索、乌药、川楝子。

【方源】现代《方剂学》（验方）

## 寒通汤

清热化湿，利水通淋。

- **方歌**：寒通汤方疗效好，知柏滑石生杭芍，下焦实热小便闭，投之立马见功劳。
- **组成**：滑石、生杭白芍各50克，知母、黄柏各24克。
- **用法**：水煎服。每日1剂，日服2次。
- **方解**：方用知母、黄柏滋补肾水，清利下焦湿热；滑石利水渗湿，清热通窍；杭白芍敛阴补肾，和血止痛，通利小便（大剂量）。四药合用，有较强的清利湿热和利尿作用，用治因下焦实热郁结引起的小便淋涩不利诸症，效若桴鼓，医者且莫以药味平淡而轻视之。
- **主治**：下焦蕴蓄实热、膀胱肿胀、溺管闭塞、小便滴沥不通。
- **加减**：可酌加木通、海金砂各6克。结石宜加金钱草60克。

【方源】近代 张锡纯《医学衷中参西录》

滑石

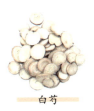
白芍

知母

黄柏

# 泌尿系感染

泌尿系感染是指肾盂、输尿管、膀胱和尿道等部位发生细菌感染，又称尿路感染。临床分为上尿路感染和下尿路感染，前者包括肾盂肾炎和输尿管炎，后者包括膀胱炎和尿道炎。其临床表现特点是：尿频、尿急、尿痛，可有血尿、脓尿，或腰及小腹痛，或发热；尿常规检查可见白细胞，中段尿培养可检出致病菌。尿路感染的发病率较高，尤以女性为多见，如能及时诊断和治疗，一般预后良好，若治疗不彻底，少数可转变为慢性。

本病多属中医"淋证"范畴，其发病在于湿热内蕴下焦，客于膀胱，气化失司，水道不利而小便不畅，进而膀胱热盛，热伤阴络，迫血妄行，反复发作还可损伤肾气，成为慢性劳淋。

## 小蓟饮子

凉血止血，利尿通淋。

【方源】宋代 严用和《济生方》

- **方歌**：小蓟饮子药清凉，热结血淋最堪尝，归栀生地炙甘草，竹藕滑通炒蒲黄。
- **组成**：生地黄24克，小蓟15克，滑石12克，木通、淡竹叶、当归（酒浸）、炙甘草各6克，炒蒲黄、藕节、炒栀子各9克。
- **用法**：水煎服。每日1剂，日服2次。
- **方解**：血淋为五淋之一，以小便涩痛有血为主要临床特征。方中生地黄、小蓟、藕节清热凉血止血，且生地黄又能滋阴养血，以防利尿伤阴；木通、滑石、淡竹叶清热利尿通淋；栀子清三焦之火，引热下行；蒲黄活血祛瘀；当归养血活血，兼能化瘀；甘草泻火，缓急止痛，并能护中调药。诸药合用，凉血止血寓以化瘀，泻火通淋兼养阴血，止血不留瘀，泻火不伤正，使下焦瘀热俱去，自然小便通畅，血止痛除。
- **主治**：下焦热结血淋症。症见尿血，小便频数，赤涩不畅热痛，舌红，苔薄白，脉数。
- **加减**：尿道结石，疼痛难忍者，加金钱草、海金砂、鸡内金。尿路感染，加白茅根。

## 清肠汤

清热通淋,凉血止血。

- **方歌**：清肠汤中生地黄,当归栀子黄连裹,瞿柏苓芍甘知母,麦灯乌梅蓄木通。
- **组成**：当归、生地黄、炒栀子、黄连、芍药、黄柏、瞿麦、赤茯苓、木通、萹蓄、知母、麦冬、乌梅各3克,甘草、灯心草各15克。
- **用法**：水煎服。每日1剂,日服2次。
- **方解**：方用当归、生地黄、芍药滋阴凉血活血,配以黄柏、黄连、栀子清热泻火燥湿,麦冬、知母养阴清热,瞿麦、萹蓄、赤茯苓、木通通淋利尿,灯心草清心火,乌梅敛阴以调寒热,甘草泻火,并调和诸药。综观全方,清利之中,寓以养阴,凉血之中寓以止血,共奏清热通淋,凉血止血之功。
- **主治**：下焦血热,尿血,淋症。
- **加减**：原书注称"溺血茎中痛,加滑石、枳壳,去芍药、茯苓";若见尿道剧痛,加琥珀粉、海金砂;少腹急痛,加桃仁、石韦;尿血不止,加白茅根、小蓟草;浮肿,加车前子、泽泻。
- **附记**：凡虚寒性出血者,忌用本方。

【方源】明代 龚廷贤《寿世保元》

## 瓜蒌瞿麦丸

润燥化气,利水通淋。

- **方歌**：瓜蒌瞿麦是丸方,茯苓山药炮附子,炼蜜为丸梧桐大,润燥通淋此方施。
- **组成**：天花粉60克,茯苓、怀山药各90克,炮附子15克,瞿麦30克。
- **用法**：上药共研细末,炼蜜为丸,如梧桐子大。每服3丸,日服3次;无效,渐增至7~8丸,以小便利,腹中温为度。或用饮片作汤剂水煎服,各药用量按常规剂量酌定。
- **方解**：方用天花粉(即瓜蒌根)润燥生津;合以附子温肾化气,山药滋肾健脾,瞿麦、茯苓利水通淋。综观全方,润燥以资上源,温肾以助气化,而达通淋之效。
- **主治**：下焦阳虚,小便不利,腹中冷,口渴者。

【方源】汉代 张仲景《金匮要略》

## 黄芩滑石汤

清热利湿。

**【方源】** 清代 吴鞠通《温病条辨》

- **方歌**：黄芩滑石茯苓皮，猪苓蔻通大腹皮，泌尿感染湿热重，清热利湿效堪奇。
- **组成**：黄芩、滑石、茯苓皮、猪苓各9克，大腹皮6克，白豆蔻（后下）、通草各3克。
- **用法**：水煎服。每日1剂，日服2次。
- **方解**：方中黄芩清热燥湿，滑石清热利湿，茯苓皮、通草、猪苓淡渗利湿，大腹皮燥湿行气，使气行则湿易祛；白豆蔻辛温芳香，有醒脾胃，开湿郁之功。诸药相配，化湿清热，宣通气机，气机通畅，则胶着之邪可分消而解。本方用药，以滑石、茯苓皮、通草、猪苓淡渗通利，以大腹皮、白蔻仁行气。其组方立意，旨在畅气机、通三焦、利小便，使湿热胶着之邪，从小便而祛。正如吴鞠通所说："共成宣气利小便之功，气化则湿化，小便利则火腑通而热自清矣。"（《温病纵横》）。
- **主治**：湿温发热身痛，汗出热解，继而复热，渴不多饮，或竟不渴，苔淡黄而滑，脉缓。
- **加减**：若兼烦躁不安，可加黄连、木通。兼有暑湿，加鲜藿香、鲜佩兰。寒热反复或朝凉暮热，加青蒿、白薇。

## 大分清饮

清热利水通淋。

**【方源】** 明代 张介宾《景岳全书》

- **方歌**：大分清饮用茯苓，泽泻木通与猪苓，栀子枳壳车前子，清热利水通淋良。
- **组成**：茯苓、泽泻、木通各9克，猪苓、栀子、枳壳、车前子各3克。
- **用法**：水煎服。每日1剂，日服2次。
- **方解**：方用木通、车前子、泽泻、茯苓、猪苓清热利水通淋为主，配以栀子清热泻火，枳壳行气以助水道通利。通淋、泻火、行气同用，共奏清热利水通淋之功。
- **主治**：积热夹湿，蕴结于里，小便不利，淋漓涩痛，或溺血，腰腹疼痛，黄疸，舌苔黄腻。
- **加减**：原书注称："如内热甚者，加黄芩、黄柏、龙胆草之属；如大便坚硬、腹满者，加大黄二三钱。如黄疸、小水不利、热甚者，加茵陈二钱。如邪热蓄血腹痛者，加红花、青皮各一钱五分。"

# 癃闭

癃闭是以排尿困难，全日总尿量明显减少，点滴而出，甚则小便闭塞不通，点滴全无为临床特征的一类病证。癃闭的病位在膀胱，但和肾、脾、肺、三焦均有密切的关系。其主要病机为上焦肺之气不化，肺失通调水道，下输膀胱；中焦脾之气不化，脾虚不能升清降浊；下焦肾之气不化，肾阳亏虚，气不化水，或肾阴不足，水府枯竭；肝郁气滞，使三焦气化不利；尿路阻塞，小便不通。癃闭的辨证以辨虚实为主，其治疗应据"六腑以通为用"的原则，着眼于通。但通之之法，因证候的虚实而异。实证治宜清湿热，散瘀结，利气机而通利水道；虚证治宜补脾肾，助气化，使气化得行，小便自通。同时，还要根据病因病机，病变在肺在脾在肾的不同，进行辨证论治，不可滥用通利小便之品。内服药物缓不济急时，应配合导尿或针灸以急通小便。

## 导赤散

清心利水养阴。

- **方歌**：导赤木通生地黄，草梢兼加竹叶尝，清心利水又养阴，心经火热移小肠。
- **组成**：木通、生地黄、生甘草各等份。
- **用法**：上药为粗末，每次用9～15克，加淡竹叶适量煎服；亦作汤剂，用量按原方比例酌定，加入淡竹叶适量，水煎服。
- **方解**：方中生地黄清热凉血，兼能养阴；木通、竹叶清心降火；利水通淋；生甘草和胃清热，通淋止痛。
- **主治**：膀胱湿热型癃闭。症见小便点滴不通，或量少而短赤灼热，小腹胀满，口苦口黏，或口渴不欲饮，或大便不畅，苔根黄腻，舌质红，脉数。
- **加减**：若舌苔厚腻者，可加苍术、黄柏，以加强其清化湿热的作用。若兼心烦，口舌生疮糜烂者，可合导赤散，以清心火，利湿热。

【方源】

宋代 钱乙
《小儿药证直诀》

## 沉香散

疏利气机，通利小便。

- **方歌：** 沉香散用滑石归，陈皮冬葵与石韦，白芍甘草王不留，利气疏导气淋推。
- **组成：** 沉香、石韦（去毛）、滑石、王不留行、当归各15克，冬葵子、白芍各22.5克，橘皮、甘草各7.5克。
- **用法：** 上为散，每服6克，煎大麦汤下。
- **方解：** 方用沉香、橘皮疏达肝气，当归、王不留行行气活血，石韦、冬葵子、滑石通利水道，白芍、甘草柔肝缓急。
- **主治：** 肝郁气滞型癃闭。症见小便不通，或通而不爽，胁腹胀满，情志抑郁，或多烦易怒，舌红，苔薄黄，脉弦。
- **加减：** 若肝郁气滞症状重，可合六磨汤加减，以增强其疏肝理气的作用。若气郁化火，而见舌红，苔薄黄者，可加牡丹皮、栀子等以清肝泻火。

【方源】明代 李中梓《医宗必读》

## 代抵当丸

活血逐瘀。

- **方歌：** 代抵挡可替代挡，药形平和体不伤，归尾甲珠与硝黄，生地桂心桃仁光。
- **组成：** 大黄120克，桃仁（麸炒黄，去皮、尖，另研如泥）60枚，芒硝、当归尾、生地黄、穿山甲（蛤粉炒）各30克，肉桂9～15克。
- **用法：** 上为极细末，炼蜜丸，如梧桐子大；蓄血在上焦，丸如芥子大。每次1丸。
- **方解：** 方中当归尾、穿山甲、桃仁、大黄、芒硝通瘀散结，生地黄凉血滋阴，肉桂助膀胱气化以通尿闭，用量宜小，以免助热伤阴。
- **主治：** 尿道阻塞型癃闭。症见小便点滴而下，或尿细如线，甚则阻塞不通，小腹胀满疼痛，舌质紫暗或有瘀点，脉细涩。
- **加减：** 若由于尿路结石而致尿道阻塞，小便不通，可加用金钱草、鸡内金、冬葵子、萹蓄、瞿麦以通淋利尿排石。

【方源】明代 王肯堂《证治准绳》

## 济生肾气丸

温肾化气,利水消肿。

- **方歌**：济生肾气附桂萸,山苓泽丹车牛地,肾阴虚冷腰下肿,腰重脚肿尿不利。
- **组成**：熟地黄160克,山茱萸(制)、山药各80克,牡丹皮、泽泻各60克,茯苓120克,肉桂、制附子各20克,牛膝、车前子各40克。
- **用法**：大蜜丸每丸重9克。口服,大蜜丸一次1丸,一日2~3次。
- **方解**：本方由肾气丸加牛膝、车前子而成。方中肾气丸温补肾阳,化气利水;牛膝、车前子更加强利尿消肿之力。故本方可温补肾阳,化气行水,使小便得以通利。
- **主治**：肾阳衰惫型癃闭。症见小便不通或点滴不爽,排出无力,面色㿠白,神气怯弱,畏寒怕冷,腰膝冷而酸软无力,舌淡,苔薄白,脉沉细而弱。
- **加减**：若兼有脾虚证候者,可合补中益气汤或春泽汤,以补中益气,化气行水。若老人精血俱亏,病及督脉,而见形神委顿,腰脊酸痛,治宜香茸丸,以补养精血、助阳通窍。若因肾阳衰惫,命火式微,致三焦气化无权,浊阴不化,症见小便量少,甚至无尿,头晕头痛,恶心呕吐,烦躁,神昏者,治宜千金温脾汤合吴茱萸汤温补脾肾,和胃降逆。

【方源】
清代 张璐
《张氏医通》

## 温通汤

温肾散寒,利水通便。

- **方歌**：下焦受寒便不通,椒目茴香与威灵,凉甚桂附干姜加,气虚人参易为功。
- **组成**：椒目(炒捣)24克,小茴香(炒捣)6克,威灵仙9克。
- **用法**：水煎服。每日1剂,日服2次。
- **方解**：方中"以椒目之滑而温,茴香之香而热者,散其凝寒,即以通其窍络。更佐以威灵仙温窜之力,化三焦之凝滞,以达膀胱,即化膀胱之凝滞,以达溺管也"(《医学衷中参西录》)。溺管之寒凝化解,水道自通,其症自愈。
- **主治**：下焦受寒,小便不通。
- **加减**：凉甚者,加附子、肉桂、干姜。气虚者,加人参。

【方源】
近代 张锡纯
《医学衷中参西录》

# 第七章 气血津液病证

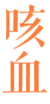

咳血

血由肺及气管外溢，经口而咳出，表现为痰中带血，或痰血相兼，或纯血鲜红，间夹泡沫，均称为咳血，亦称为嗽血或咯血。

多种杂病及温热病都会引起咳血。内科范围的咳血，主要见于呼吸系统的疾病，如支气管炎、肺炎、肺结核、肺癌等。温热病中的风温、暑温都会导致咳血。

## 四红丹

凉血，止血，养血。

- 方歌：四窍出血四红丹，妇女崩漏亦灵验，当归蒲黄槐花米，阿胶大黄炼蜜团。
- 组成：当归、蒲黄、阿胶、槐花、大黄各等份。
- 用法：上药共研细末，炼蜜和丸。每次服6～9克，日服2～3次，温水送服。
- 方解："血出口中，谓之吐血、咳血、咯血、唾血，乃肾水不足，虚火积热也；血出鼻中，谓之衄血，乃肺经郁热也；血出大便，谓之便血，乃脏腑蕴积湿热也；血出小便，谓之溺血，乃心经移热于小肠也。"（《清太医院配方》）故方用当归补血活血，使血有所归；蒲黄活血祛瘀，收敛止血；阿胶补血止血，养阴止咳；槐花清热，凉血，止血；大黄泻热荡积，行瘀止血。诸药配伍，通涩并用，补泻兼施，可使瘀血去而新血生，郁热除而血归经，自无出血之患矣。
- 主治：吐血、衄血、便血、尿血及妇女崩漏。

【方源】
清代
《清太医院配方》
（验方）

## 百合固金汤

滋养肺肾，止咳化痰。

- 方歌：百合固金二地黄，玄参贝母桔甘藏，麦冬芍药当归配，喘咳痰血肺家伤。
- 组成：百合12克，熟地黄、生地黄、麦冬、当归各9克，贝母、桔梗、白芍各6克、甘草、玄参各3克。
- 用法：水煎服。
- 方解：本方以百合、麦冬、玄参、生地黄、熟地黄滋阴清热，养阴生津，当归、白芍柔润养血，贝母、甘草肃肺化痰止咳。方中之桔梗其性升提，于咳血不利，在此宜去。
- 主治：阴虚肺热型咳血。症见咳嗽痰少，痰中带血或反复咳血，血色鲜红，口干咽燥，颧红，潮热盗汗，舌质红，脉细数。
- 加减：可加白及、藕节、白茅根、茜草等止血，或合十灰散凉血止血。反复咳血及咳血量多者，加阿胶、三七养血止血。潮热、颧红者，加青蒿、鳖甲、地骨皮、白薇等清退虚热。盗汗加糯稻根、浮小麦、五味子、牡蛎等收敛固涩。

【方源】
明代 周之千
《周慎斋遗书》

## 咳血方

清肝宁肺，凉血止血。

**方歌**：咳血方中诃子收，瓜蒌海石山栀投，青黛蜜丸口嚼化，咳嗽痰血服之瘳。

**组成**：青黛、诃子各6克，栀子、瓜蒌仁、海浮石各9克。

**用法**：共研末为丸，每服9克；亦可作汤剂，水煎服，用量按原方比例酌定。

**方解**：方中青黛咸寒，入肝、肺二经，清肝泻火，凉血止血；栀子苦寒，入心、肝、肺经，清热凉血，泻火除烦，炒黑可入血分而止血，两药合用，澄本清源，共为君药。火热灼津成痰，痰不清则咳不止，咳不止则血难宁，故用瓜蒌仁甘寒入肺、清热化痰、润肺止咳；海粉（现多用海浮石）清肺降火，软坚化痰，共为臣药。诃子苦涩性平入肺与大肠经，清降敛肺，化痰止咳，用以为佐。诸药合用，共奏清肝宁肺之功，使木不刑金，肺复宣降，痰化咳平，其血自止。服时采取嚼化方法，意在使药力徐徐入肺，更好地发挥作用。

**主治**：肝火犯肺之咯血。症见咳嗽痰稠带血，咯吐不爽，心烦易怒，胸胁作痛，咽干口苦，颊赤便秘，舌红苔黄，脉弦数。

**附记**：因本方属寒凉降泄之剂，故肺肾阴虚及脾虚便溏者，不宜使用。

【方源】元代 朱震亨《丹溪心法》

## 止血丹

和血，止血，凉血，去瘀生新。

**方歌**：止血阿胶百草霜，白及三七草蒲黄，川军艾绒血余炭，丹参侧柏白皮桑。

**组成**：阿胶100克（炒），白及200克（炒炭），百草霜、三七（焙）、蒲黄（蜜炙）、桑白皮、大黄、丹参、侧柏各50克，炙甘草、艾绒、血余炭各18克。

**用法**：上药共研细末。每服6克，童便调服，或白茅根汤送下，或加琼玉膏（党参、茯苓、生地黄、白蜜）调藕汤中送下更妙。

**方解**：方用阿胶和血，童便降火；丹参治血虚，白及止肺血；桑白皮泻肺火；血余、三七散瘀止血；大黄入血泻热；侧柏、艾叶、蒲黄、百草霜功专止血；甘草调和诸药。诸药配伍，止血甚效。

**主治**：一切血症，对肺络伤之吐血（咳血、咯血），尤为合宜。

【方源】清代 徐洄溪《洄溪秘方》

# 便血

便血系胃肠脉络受损,出现血液随大便而下,或大便显柏油样为主要临床表现的病症。

便血均由胃肠之脉络受损所致。内科杂病的便血主要见于胃肠道的炎症、溃疡、肿瘤、息肉、憩室炎等。

## 赤小豆当归散

利湿和血,健脾止血。

- **方歌**:赤小豆配全当归,两药组合是经方,主治便血多种病,利湿和血与止血。
- **组成**:赤小豆(浸令芽出、曝干)3升,当归45克。
- **用法**:上药共研为末。每服2克,浆水调服。每日3次。也可改用饮片作汤剂水煎服,用量按常规剂量。
- **方解**:方用赤小豆除湿排脓,消肿解毒;当归和血补血。两药合用使湿去、热清、肿消、脾健、血和,诸症自愈。
- **主治**:腹痛便脓血,或大便下血,而伴有肌表热不甚、微烦欲卧、汗出、目四眦黑、能进食,脉数者。
- **加减**:如便血,加连翘、升麻。兼便秘,加桃仁、牛膝。上消化道出血,合黄土汤应用。

【方源】

汉代 张仲景 《金匮要略》

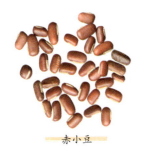

赤小豆

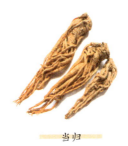

当归

## 黄土汤

温阳健脾,养血止血。

- 方歌:远血先便血续来,半斤黄土莫徘徊,术胶附地芩甘草,三两同行血证该。
- 组成:灶心土30克,白术、附子、干地黄、阿胶、黄芩、甘草各9克。
- 用法:先将灶心土水煎过滤取汤,再煎余药。
- 方解:方中以灶心土温中止血,白术、附子、甘草温中健脾,地黄、阿胶养血止血,黄芩苦寒坚阴,起反佐作用。
- 主治:脾胃虚寒型便血。症见便血紫黯,甚则黑色,腹部隐痛,喜热饮,面色不华,神倦懒言,便溏,舌质淡,脉细。
- 加减:可加白及、海螵蛸收敛止血,三七、花蕊石活血止血。阳虚较甚,畏寒肢冷者,可加鹿角霜、炮姜、艾叶等温阳止血。

【方源】
汉代 张仲景
《金匮要略》

灶心土　白术　附子　干地黄　阿胶　黄芩　甘草

## 济生乌梅丸

敛肺涩肠,消风散结。

- 方歌:济生乌梅与僵蚕,共末为丸好醋参,便血淋漓颇难治,醋吞唯有此方堪。
- 组成:乌梅肉45克,僵蚕30克。
- 用法:共研细末,好醋糊丸,如梧桐子大,每服40~50丸(6克),空腹醋汤送下。
- 方解:肠风便血为本方主证。方中乌梅味酸,敛肺涩肠,入肝止血为君。臣以僵蚕消风散结;醋助乌梅涩肠止血,又能散瘀而无留瘀之弊。
- 主治:肠风便血,淋漓不止。

【方源】
宋代 严用和
《济生方》

# 槐花散

清肠止血,疏风行气(止血)。

- **方歌**:槐花散用治肠风,侧柏黑荆枳壳充,为末等份米饮下,宽肠凉血逐风功。
- **组成**:炒槐米、炒侧柏叶各12克,炒荆芥、枳壳各9克。或上药各等份,或枳壳亦炒黑用。
- **用法**:上药共为细末。用清米汤调下6克,食前空腹服,日服3次,或改用水煎服,各药用量适量。
- **方解**:肠风指大便下血,血在粪前,血色鲜红者,多由外风入客肠胃,或火热之邪内淫,湿热风燥下乘,损伤血络所致。故方中以槐花清肠止血,凉血坚阴为主药;配以侧柏叶清热凉血,收敛止血,荆芥穗理血疏风,均为辅药,且皆炒黑而用,更增止血之力;枳壳行气以宣通大肠为佐使。合而用之,共奏清肠止血、疏风行气之功,且止血作用肯定。
- **主治**:肠风下血、血色鲜红、或粪中带血。
- **加减**:若大便下血不止、血虚明显者,加生地黄、当归、白芍、乌梅。痔疮出血,加地榆、黄芩。如用于溃疡病出血,宜以白芍易枳壳,酌加地榆、白及、海螵蛸、黄芩。若属病久体虚者,应加入补虚扶正之品为佳。
- **附记**:便血日久见有气虚或阴虚者,不宜用本方。

【方源】

宋代 许叔微《普济本事方》

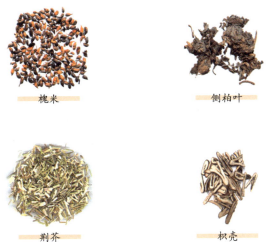

槐米　　侧柏叶

荆芥　　枳壳

# 尿血

小便中混有血液，甚或伴有血块的病症，称为尿血。中医认为引起血尿的原因有：外邪侵袭，热迫膀胱；过食辛辣、烟酒，内热下迫膀胱；或房事不节，相火妄动，损伤肾阴，阴虚生内热，虚火灼伤血络；或情志内伤，耗伤心阴，心火亢盛，移热于小肠，迫血妄行而致尿血。

## 归脾汤

益气补血，健脾养心。

**【方源】** 明代 薛己《正体类要》

- **方歌**：归脾汤用术参芪，归草茯神远志齐，酸枣木香龙眼肉，兼加姜枣益心脾。
- **组成**：人参6克，白术、当归、白茯苓、黄芪、炒远志、龙眼肉、酸枣仁（炒）各3克，木香1.5克，炙甘草1克。
- **用法**：加生姜、大枣，水煎服。
- **方解**：方中以人参、黄芪、白术、甘草甘温之品补脾益气以生血，使气旺而血生；当归、龙眼肉甘温补血养心；茯苓（多用茯神）、酸枣仁、远志宁心安神；木香辛香而散，理气醒脾，与大量益气健脾药配伍，复中焦运化之功，又能防大量益气补血药滋腻碍胃，使补而不滞，滋而不腻；用法中姜、枣调和脾胃，以资化源。
- **主治**：脾不统血型尿血。症见久病尿血，甚或兼见齿衄、肌衄，食少，体倦乏力，气短声低，面色不华，舌质淡，脉细弱。
- **加减**：可加熟地黄、阿胶、仙鹤草、槐花等养血止血。气虚下陷而且少腹坠胀者，可加升麻、柴胡，配合原方中的党参、黄芪、白术，以起到益气升阳的作用。

## 知柏地黄丸

滋阴降火。

- 方歌：六味地黄益肝肾，山药丹泽萸苓掺，再加知柏成八味，阴虚火旺可煎餐。
- 组成：由六味地黄丸（熟地黄24克，山茱萸、干山药各12克，泽泻、牡丹皮、茯苓各9克）加知母、黄柏各6克组成。
- 用法：上药为细末，炼蜜为丸，每次服6克，每日2次，温开水送下。
- 方解：方中以六味地黄丸滋补肾阴，"壮水之主，以制阳光"；知母、黄柏滋阴降火。
- 主治：肾虚火旺型尿血。症见小便短赤带血，头晕耳鸣，神疲，颧红潮热，腰膝酸软，舌质红，脉细数。
- 加减：可酌加旱莲草、大蓟、小蓟、藕节、蒲黄等凉血止血。颧红潮热者，加地骨皮、白薇清退虚热。

【方源】

清代 吴谦
《医宗金鉴》

## 小蓟饮子

凉血止血，利水通淋。

- 方歌：小蓟饮子藕蒲黄，木通滑石生地襄，归草黑栀淡竹叶，血淋热结服之良。
- 组成：生地黄、小蓟、滑石、木通、蒲黄、藕节、淡竹叶、当归、栀子、甘草各等份（9克）。
- 用法：作汤剂，水煎服，用量据病证酌情增减。
- 方解：方中以小蓟、生地黄、藕节、蒲黄凉血止血；栀子、木通、淡竹叶清热泻火；滑石、甘草利水清热，导热下行；当归养血活血，共奏清热泻火、凉血止血之功。
- 主治：下焦湿热型尿血。症见小便黄赤灼热，尿血鲜红，心烦口渴，面赤口疮，夜寐不安，舌质红，脉数。
- 加减：热盛而心烦口渴者，加黄芩、天花粉清热生津。尿血较甚者，加槐花、白茅根凉血止血。尿中夹有血块者，加桃仁、红花、牛膝活血化瘀。

【方源】

宋代 严用和
《济生方》

## 无比山药丸

健脾补肾。

- 方歌：六味地黄去丹皮，五味赤脂苁蓉宜，菟丝牛膝巴戟仲，脾肾双亏气血益。
- 组成：山药60克，肉苁蓉120克，五味子180克，菟丝子、杜仲各90克，牛膝、泽泻、干地黄、山茱萸、茯苓、巴戟天、赤石脂各30克。
- 用法：口服，一次9克，一日2次。
- 方解：方中以熟地黄、山药、山茱萸、牛膝补肾益精，肉苁蓉、菟丝子、杜仲、巴戟天温肾助阳，茯苓、泽泻健脾利水，五味子、赤石脂益气固涩。
- 主治：肾气不固型尿血。症见久病尿血，血色淡红，头晕耳鸣，精神困惫，腰脊酸痛，舌质淡，脉沉弱。
- 加减：可加仙鹤草、蒲黄、槐花、紫珠草等止血。必要时再酌加牡蛎、金樱子、补骨脂等固涩止血。腰脊酸痛、畏寒神怯者，加鹿角片、狗脊温补督脉。

【方源】唐代 孙思邈《备急千金要方》

## 化血丹

化瘀止血。

- 方歌：化瘀止血化血丹，蕊石三七血余炭，共研细末水冲服，吐衄便血服之痊。
- 组成：花蕊石（煅）、三七各6克，血余炭3克。
- 用法：上药共研细末，分2次开水冲服。
- 方解：张锡纯云："世医多谓三七为强止吐衄之药，不可轻用，非也。盖三七与花蕊石，同为止血之圣药，又同为化血之圣药，且又化瘀血而不伤新血，以治吐衄，愈后必无他患。此余从屡次经验中得来，故敢确实言之。即单用三七12～15克，或至30克，以治吐血、衄血及大小便下血皆效。常常服之，并治妇女经闭成癥瘕。至血余炭，其化瘀之力不如花蕊石、三七，而其补血之功则过之。以其原为人身之血所生，而能自化还原，且煅之为炭，而又有止血之力也。"
- 主治：咳血、吐衄、二便下血。

【方源】近代 张锡纯《医学衷中参西录》

# 紫斑

血液溢出于肌肤之间,皮肤表现青紫斑点或斑块的病症,称为紫斑。本病发病多较急,出血为其主症。除皮肤、黏膜出现紫癜外,常伴鼻衄、齿衄、呕血、便血、尿血等。出血严重者,可见面色苍白等血虚症状,甚则发生虚脱。本病的治疗,实证以清热凉血为主;虚证以益气摄血、滋阴降火为主。临证需注意证型之间的相互转化或同时并见。治疗时宜分清主次,统筹兼顾。

## 茜根散

滋阴降火,凉血止血。

- **方歌**:景岳全书茜根散,凉血止血滋阴擅,茜根黄芩侧柏叶,生地阿胶甘草全。
- **组成**:茜草根18克,侧柏叶20克,黄芩、阿胶各12克,生地黄15克,甘草6克。
- **用法**:水煎服。
- **方解**:方中以茜草根、黄芩、侧柏叶清热凉血止血,生地黄、阿胶滋阴养血止血,甘草和中解毒,临床应用时尚可根据阴虚、火旺的不同情况而适当化裁。
- **主治**:阴虚火旺型紫斑。症见皮肤出现青紫斑点或斑块,时发时止,常伴鼻衄、齿衄或月经过多,颧红,心烦,口渴,手足心热,或有潮热,盗汗,舌质红,苔少,脉细数。
- **加减**:阴虚较甚者,可加玄参、龟甲、女贞子、旱莲草养阴清热止血。潮热可加地骨皮、白薇、秦艽清退虚热。

【方源】

明代 张介宾《景岳全书》

 茜草根　 侧柏叶　 黄芩　 阿胶　 生地黄　甘草

# 十灰散

凉血止血。

【方源】
元代 葛可久
《十药神书》

- **方歌**：十灰散用十般灰，柏茅茜荷丹棕随，二蓟栀黄皆炒黑，凉降止血此方推。
- **组成**：大蓟、小蓟、荷叶、侧柏叶、白茅根、茜草根、栀子、大黄、牡丹皮、棕榈皮各等份（9克）。
- **用法**：各药烧炭存性，为末，藕汁或萝卜汁磨京墨适量，调服9～15克；亦可作汤剂，水煎服，用量按原方比例酌定。
- **方解**：方中以大蓟、小蓟、侧柏叶、茜草根、白茅根清热凉血止血，棕榈皮收敛止血，牡丹皮、栀子、荷叶清热凉血，大黄通腑泄热。且大蓟、小蓟、茜草根、大黄、牡丹皮等药均兼有活血化瘀的作用，故全方具有止血而不留瘀的优点。
- **主治**：血热妄行型紫斑。症见皮肤出现青紫斑点或斑块，或伴有鼻衄、齿衄、便血、尿血，或有发热，口渴，便秘，舌红，苔黄，脉弦数。
- **加减**：热毒炽盛，发热，出血广泛者，加生石膏、龙胆草、紫草，冲服紫雪丹。热壅胃肠，气血瘀滞，症见腹痛、便血者，加白芍、甘草、地榆、槐花，缓急止痛，凉血止血。邪热阻滞经络，兼见关节肿痛者，酌加秦艽、木瓜、桑枝等疏筋通络。

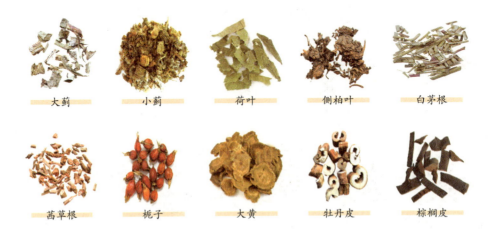

大蓟　小蓟　荷叶　侧柏叶　白茅根

茜草根　栀子　大黄　牡丹皮　棕榈皮

# 汗证

汗证是指由于阴阳失调，腠理不固，而致汗液外泄失常的病证。其中，不因外界环境因素的影响，而白昼时时汗出，动辄益甚者，称为自汗；寐中汗出，醒来自止者，称为盗汗，亦称为寝汗。中医认为，自汗多由气虚不固，营卫不和；盗汗多因阴虚内热；由邪热郁蒸所致者，则属实证。益气固表、调和营卫、滋阴降火、清化湿热，是治疗自汗、盗汗的主要治法，可在辨证方药的基础上酌加固涩敛汗之品，以提高疗效。

## 牡蛎散

固表敛汗。

- **方歌**：阳虚自汗牡蛎散，黄芪浮麦麻黄根，扑法芎藁牡蛎粉，或将龙齿牡蛎炒。
- **组成**：黄芪、麻黄根、牡蛎、浮小麦各30克。
- **用法**：上药共为粗末。每服9克，水煎服，日服2～3次，原与小麦同煎服。亦可用饮片作汤剂，或剂量减半，水煎服。
- **方解**：阳虚不能卫外，则肌表空疏而身常自汗出。若汗出过多，久而不止，必然耗损心之气阴，以致虚火内扰，则心悸惊惕、短气烦倦等症丛生。治宜益气阴、固肌表、敛汗液。方中牡蛎益阴潜阳、除烦敛汗为君药；黄芪益气实卫、固表止汗为臣药；麻黄根专于止汗，小麦益心气、养心阴、清心除烦而止汗为佐使药。诸药合用，使气阴得养，肌表得固，心火得清，汗出自止。
- **主治**：体虚、卫外不固引起的自汗、盗汗。
- **加减**：为加强疗效，本方可加煅龙骨、糯稻根、瘪桃干。若属气虚自汗，可加党参、白术以健脾益气。阳虚汗出，加白术、附子以助阳固表。阴虚盗汗，加干地黄、白芍以养阴止汗。血虚多汗，加熟地黄、何首乌以滋养阴血。

【方源】

宋代 陈师文《太平惠民和剂局方》

## 桂枝汤

解肌发表，调和营卫。

**【方源】** 汉代 张仲景《伤寒论》

- **方歌**：桂枝汤治太阳风，白芍甘草姜枣同，解肌发表调营卫，表虚有汗此为功。
- **组成**：桂枝、芍药、生姜各9克，炙甘草6克，大枣4枚。
- **用法**：水煎服，服后饮少量热粥，以助药力，覆被取微汗。
- **方解**：方中以桂枝温经解肌，白芍和营敛阴，两药合用，一散一收，调和营卫，配以生姜、大枣、甘草，助其调和营卫之功。
- **主治**：营卫不和型。症见汗出恶风，周身酸楚，时寒时热，或表现半身、某局部出汗，苔薄白，脉缓。
- **加减**：汗出多者，酌加龙骨、牡蛎固涩敛汗。兼气虚者，加黄芪益气固表。兼阳虚者，加附子温阳敛汗。如半身或局部出汗者，可配合甘麦大枣汤之甘润缓急进行治疗。

## 当归六黄汤

滋阴泻火，固表止汗。

**【方源】** 金代 李东垣《兰室秘藏》

- **方歌**：当归六黄二地黄，芩连芪柏共煎尝，滋阴泻火兼固表，阴虚火旺盗汗良。
- **组成**：当归、生地黄、熟地黄、黄柏、黄芩、黄连各等份（各6克），黄芪加倍（12克）。
- **用法**：原方为粗末，每服15克，水2盏，煎至1盏，食前服。小儿减半服之。现代用法水煎服，用量按原方比例酌情增减。
- **方解**：方中用当归、生地黄、熟地黄滋阴养血，壮水之主，以制阳光；黄连、黄芩、黄柏苦寒清热，泻火坚阴；黄芪益气固表。
- **主治**：阴虚火旺型。症见夜寐盗汗或有自汗，五心烦热，或兼午后潮热，两颧色红，口渴，舌红少苔，脉细数。
- **加减**：汗出多者，加牡蛎、浮小麦、糯稻根固涩敛汗。潮热甚者，加秦艽、银柴胡、白薇清退虚热。

## 玉屏风散

益气固表、止汗。

- **方歌**：玉屏风散最有灵，芪术防风鼎足形，表虚汗多易感冒，药虽相畏效相成。
- **组成**：防风30克，黄芪（蜜炙）、白术各60克。
- **用法**：上药共为粗末，每次服6~9克，每日2次，水煎服；亦可作汤剂，用量按原方比例酌定。
- **方解**：方中以黄芪益气固表止汗；白术健脾益气，助黄芪益气固表；少佐防风走表散邪，且助黄芪固表。
- **主治**：肺卫不固型。症见汗出恶风，稍劳汗出尤甚，易于感冒，体倦乏力，面色少华，脉细弱，苔薄白。
- **加减**：汗出多者，可加浮小麦、糯稻根、牡蛎固表敛汗。气虚甚者，加党参、黄精益气固摄。兼有阴盛而见舌红、脉细数者，加麦冬、五味子养阴敛汗。

【方源】
元代 危亦林
《世医得效方》

## 柏子仁丸

养心安神，敛阴止汗。

- **方歌**：柏子仁丸术人参，麦麸牡蛎麻黄根，再加半夏五味子，阴虚盗汗枣丸吞。
- **组成**：柏子仁60克，人参、五味子、白术、牡蛎、麻黄根、半夏各30克，麦麸15克。
- **用法**：上药共研细末，用枣肉捣和为丸，如梧桐子大。每次用米汤送下50丸（6~9克），1日服3次。
- **方解**：阴虚有热则盗汗。汗为心液，汗出过多，会造成心之气阴受伤，虚火内扰。方中用柏子仁养心清热以安神，又用牡蛎、麦麸的咸寒以清热收敛、宁心除烦，五味子酸敛心气，半夏和胃燥湿，更用人参、白术益气固卫，与麻黄根相合，走肌表，固卫气而止汗，用枣肉做丸，是取其补养脾胃之作用。
- **主治**：阴虚盗汗、心烦、心悸怔忡。

【方源】
宋代 许叔微
《普济本事方》

# 消渴

消渴病是由于先天禀赋不足,复因情志失调、饮食不节等原因所导致的以阴虚燥热为基本病机,以多尿、多饮、多食、乏力、消瘦,或尿有甜味为典型临床表现的一种疾病。前三个症状,也是作为上消、中消、下消临床分类的侧重症状。其病位主要与肺、胃(脾)、肾有关,尤与肾的关系最为密切。在治疗上,以清热润燥、养阴生津为基本治则,对上、中、下消有侧重润肺、养胃(脾)、益肾之别。但上中下三消之间有着十分密切的内在联系,其病机性质是一致的,正如《圣济总录·消渴门》所说:"原其本则一,推其标有三。"由于消渴易发生血脉瘀滞、阴损及阳的病变,及发生多种并发症,故应注意及时发现、诊断和治疗。

## 六味地黄丸

滋补肝肾。

- **方歌**:六味地黄益肾肝,茱薯丹泽地苓专,更加知柏成八味,阴虚火旺自可煎。
- **组成**:熟地黄24克,山茱萸、干山药各12克,泽泻、牡丹皮、茯苓(去皮)各9克。
- **用法**:上为末,炼蜜为丸,如梧桐子大。空心温水化下三丸。现代用法:亦可水煎服。
- **方解**:方中以熟地黄滋肾填精为主药;山茱萸固肾益精,山药滋补脾阴、固摄精微,该二药在治疗时用量可稍大;茯苓健脾渗湿,泽泻、牡丹皮清泄肝肾火热,共奏滋阴补肾、补而不腻之效。
- **主治**:肾阴亏虚型。症见尿频量多,混浊如脂膏,或尿甜,腰膝酸软,乏力,头晕耳鸣,口干唇燥,皮肤干燥、瘙痒,舌红苔,脉细数。
- **加减**:阴虚火旺而烦躁,五心烦热,盗汗,失眠者,可加知母、黄柏滋阴泻火。尿量多而混浊者,加益智仁、桑螵蛸、五味子等益肾缩泉。气阴两虚而伴困倦,气短乏力,舌质淡红者,可加党参、黄芪、黄精补益正气。

【方源】
宋代 钱乙
《小儿药证直诀》

## 消渴方

清热生津,滋阴润燥。

- **方歌:** 消渴方中花粉连,藕汁地汁牛乳研,或加姜蜜为膏服,泻火生津益血痊。
- **组成:** 黄连末2克,天花粉末10克,牛乳80毫升,藕汁50毫升,生地黄汁30毫升,蜂蜜10毫升,生姜汁3滴。
- **用法:** 上药搅拌成膏,开水送服。
- **方解:** 方中黄连、天花粉清泻心火,生津止渴,是治疗消渴证的要药;生地黄汁、藕汁滋润降火,生津止渴;牛乳养血润燥;生姜汁和胃;白蜜益胃生津。合而用之,共奏清热生津、滋阴补血之功,故能使消渴痊愈。
- **主治:** 肺热津伤型。症见烦渴多饮,口干舌燥,尿频量多,舌边尖红,苔薄黄,脉洪数。
- **加减:** 尚可酌加葛根、麦冬以加强生津止渴的作用。

【方源】元代 朱震亨《丹溪心法》

## 玉女煎

清胃滋阴。

- **方歌:** 玉女煎方熟地膝,麦冬知母石膏集,水亏火盛脉浮洪,烦热渴干征效必。
- **组成:** 石膏15~30克,熟地黄9~30克,麦冬6克,知母、牛膝各5克。
- **用法:** 水煎服。
- **方解:** 方中以生石膏、知母清肺胃之热,生地黄、麦冬滋肺胃之阴,牛膝活血化瘀,引热下行。可加黄连、栀子清热泻火。大便秘结不行,可用增液承气汤润燥通腑、"增水行舟",待大便通后,再转上方治疗,本证亦可选用白虎加人参汤。方中以生石膏、知母清肺胃、除烦热,人参益气扶正,甘草、粳米益胃护津,共奏益气养胃、清热生津之效。
- **主治:** 胃热炽盛型。症见多食易饥,口渴,尿多,形体消瘦,大便干燥,苔黄,脉滑实有力。

【方源】明代 张介宾《景岳全书》

## 金匮肾气丸

补肾助阳。

【方源】汉代 张仲景《金匮要略》

- **方歌**：金匮肾气治肾虚，熟地怀药及山萸，丹皮苓泽加桂附，引火归原热下趋。
- **组成**：干地黄240克，山茱萸、山药各120克，泽泻、茯苓、牡丹皮各90克，桂枝、附子各30克。
- **用法**：上药研末，炼蜜为丸，每次服6～9克，每日1～2次，开水或淡盐汤送下；或作汤剂，用量按原方比例酌定。
- **方解**：方中以六味地黄丸滋阴补肾，并用附子、肉桂以温补肾阳。本方以温阳药和滋阴药并用，正如《景岳全书·新方八略》所说："善补阳者，必于阴中求阳，则阳得阴助，而生化无穷；善补阴者，必于阳中求阴，则阴得阳长，而泉源不竭。"而《医贯·消渴论》更对本方在消渴病中的应用做了较详细的阐述："盖因命门火衰，不能蒸腐水谷，水谷之气，不能熏蒸上润乎肺，如釜底无薪，锅盖干燥，故渴。至于肺亦无所禀，不能四布水津，并行五经，其所饮之水，未经火化，直入膀胱，正谓饮一升溲一升，饮一斗溲一斗，试尝其味，甘而不咸可知矣。故用附子、肉桂之辛热，壮其少火，灶底加薪，枯笼蒸溽，稿禾得雨，生意维新。"
- **主治**：阴阳两虚型。症见小便频数，混浊如膏，甚至饮一溲一，面容憔悴，耳轮干枯，腰膝酸软，四肢欠温，畏寒肢冷，阳痿或月经不调，舌苔淡白而干，脉沉细无力。
- **加减**：对糖尿病而症见阳虚畏寒的患者，可酌加鹿茸粉0.5克，以启动元阳，助全身阳气之气化。本证见阴阳气血俱虚者，则可选用鹿茸丸以温肾滋阴，补益气血。上述两方均可酌加覆盆子、桑螵蛸、金樱子等以补肾固摄。

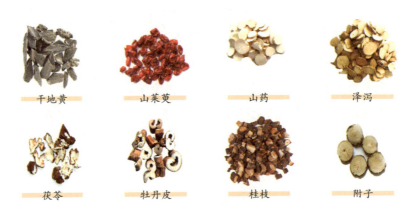

干地黄　山茱萸　山药　泽泻

茯苓　牡丹皮　桂枝　附子

# 虚劳

虚劳是多种慢性衰弱性证候的总称,其范围相当广泛。禀赋薄弱,劳倦过度,饮食损伤,久病失治等多种原因均会导致虚劳,其共同点是久虚不复而成劳。五脏功能衰退,气血阴阳亏损,是虚劳的基本病机。辨证应以气血阴阳为纲,五脏虚证为目。由于气血同源,阴阳互根,五脏相关,故应同时注意气血阴阳相兼为病及五脏之间的相互影响。"虚则补之",补益是治疗虚劳的基本原则,应根据病理属性的不同,分别采用益气、养血、滋阴、温阳的治法,并结合五脏病位的不同而选方用药,以加强治疗的针对性。对于虚中夹实及兼感外邪者,治疗当补中有泻,补泻兼施,防止因邪恋而进一步耗伤正气。做好调摄护理,对虚劳的康复具有重要作用。

## 补肺汤

补益肺气。

- **方歌**:补肺五味与参芪,熟地紫菀配桑皮,肺气虚损喘嗽汗,益气固表莫迟疑。
- **组成**:人参、紫菀、桑白皮各9克,黄芪、熟地黄各24克,五味子6克。
- **用法**:水煎服。
- **方解**:本方具有补益肺肾、敛肺肃肺的功效。方中以人参、黄芪益气补肺,熟地黄、五味子益肾敛肺,紫菀、桑白皮肃肺止咳。
- **主治**:肺气虚型虚劳。症见短气自汗,声音低怯,时寒时热,平素易于感冒,面白,舌质淡,脉弱。
- **加减**:无咳嗽者,可去桑白皮、紫菀。自汗较多者,加牡蛎、麻黄根固表敛汗。若气阴两虚而兼见潮热、盗汗者,加鳖甲、地骨皮、秦艽等养阴清热。

【方源】

元代 李仲南
《永类钤方》

人参

紫菀

桑白皮

黄芪

熟地黄

五味子

## 七福饮

补益气血，健脾安神。

- **方歌：** 五福参归术地甘，升柴姜附任加参，再增枣志名七福，气血俱虚服可安。
- **组成：** 人参、酸枣仁各6克，熟地黄、当归各9克，白术（炒）、远志（制用）各5克，炙甘草3克。
- **用法：** 水煎服。
- **方解：** 本方系由五福饮加酸枣仁、远志而成。方中以人参、白术、炙甘草益气养心，熟地黄、当归滋补阴血，酸枣仁、远志宁心安神。
- **主治：** 心气虚型虚劳。症见心悸，气短，劳则尤甚，神疲体倦，自汗，舌质淡，脉弱。
- **加减：** 自汗多者，可加黄芪、五味子益气固摄。饮食少思，加砂仁、茯苓开胃健脾。

【方源】
明代 张介宾
《景岳全书》

## 加味四君子汤

益气健脾除湿。

- **方歌：** 人参白术茯苓草，益气健脾功效强，加味黄芪并扁豆，兼瘀纯虚各依循。
- **组成：** 人参、茯苓、白术、炙甘草、黄芪、白扁豆（蒸）各等份。
- **用法：** 上为末。每服4克，汤点服。
- **方解：** 以人参、黄芪、白术、甘草益气健脾，茯苓、白扁豆健脾除湿。
- **主治：** 脾气虚型虚劳。症见饮食减少，食后胃脘不舒，倦怠乏力，大便溏薄，面色萎黄，舌淡苔薄，脉弱。
- **加减：** 胃失和降而兼见胃脘胀满，嗳气呕吐者，加陈皮、半夏和胃理气降逆。食积停滞而见脘闷腹胀，嗳气酸腐，苔腻者，加神曲、麦芽、山楂、鸡内金消食健胃。气虚及阳，脾阳渐虚而兼见腹痛即泻、手足欠温者，加肉桂、炮姜温中散寒。

【方源】
南宋 陈言
《三因极一病证方论》

## 大补元煎

益气补肾、生精养血。

- **方歌**：大补元煎景岳方，怀山杜仲熟地黄，人参当归枸杞子，山萸甘草共煎尝。
- **组成**：人参少用10克，炒山药6克，熟地黄用6～9克，杜仲6克，当归6～9克（若泄泻者去之），山茱萸3克（如畏酸吞酸者去之），枸杞子6～9克，炙甘草3～6克。
- **用法**：用水400毫升，煎至280毫升，空腹时温服。
- **方解**：方中以人参、山药、炙甘草益气固肾，杜仲、山茱萸温补肾气，熟地黄、枸杞子、当归补养精血。
- **主治**：肾气虚型虚劳。症见神疲乏力，腰膝酸软，小便频数而清，白带清稀，舌质淡，脉弱。
- **加减**：神疲乏力甚者，加黄芪益气。尿频较甚及小便失禁者，加菟丝子、五味子、益智仁补肾固摄。脾失健运而兼见大便溏薄者，去熟地黄、当归，加肉豆蔻、补骨脂温补固涩。

【方源】明代 张介宾《景岳全书》

## 养心汤

益气生血、养血宁心。

- **方歌**：养心汤用草芪参，二茯芎归柏子寻，夏曲远志兼桂味，再加酸枣总宁心。
- **组成**：黄芪（炙）、白茯苓、茯神、半夏曲、当归、川芎各15克，远志（取肉，姜汁淹焙）、肉桂、柏子仁、酸枣仁（浸，去皮，隔纸炒香）、北五味子、人参各8克，炙甘草12克。
- **用法**：上为粗末，每服9克，生姜5片，大枣2枚，煎，食前服。
- **方解**：方中以人参、黄芪、茯苓、五味子、甘草益气生血，当归、茯神、川芎、柏子仁、酸枣仁、远志养血宁心，肉桂、半夏曲温中健脾，以助气血之生化。
- **主治**：心血虚型虚劳。症见心悸怔忡，健忘，失眠，多梦，面色不华，舌质淡，脉细或结代。
- **加减**：失眠、多梦较甚，可加合欢花、夜交藤养心安神。

【方源】宋代 杨士瀛《仁斋直指方论》

## 四物汤

养血调血，补而不滞。

- **方歌**：四物地芍与归芎，血家百病此方通，经带胎产俱可治，加减运用在胸中。
- **组成**：当归、川芎、白芍药、熟干地黄（酒蒸）各等份。
- **用法**：每服9克，用水220毫升，煎至150毫升，空腹时热服。
- **方解**：方中以熟地黄、当归补血养肝，芍药、川芎和营调血。
- **主治**：肝血虚型虚劳。症见头晕，目眩，胁痛，肢体麻木，筋脉拘急，或筋惕肉困，妇女月经不调甚则闭经，面色不华，舌质淡，脉弦细或细涩。
- **加减**：血虚甚者，加制何首乌、枸杞子、鸡血藤增强补血养肝的作用。胁痛，加丝瓜络、郁金、香附理气通络。目失所养，视物模糊，加楮实子、枸杞子、决明子养肝明目。

【方源】
宋代 陈师文
《太平惠民和剂局方》

 当归　 川芎　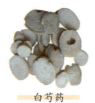 白芍药　 干地黄

## 保元汤

益气温阳。

- **方歌**：保元补益总偏温，桂草参芪四味存，男妇虚劳幼科痘，持纲三气妙难言。
- **组成**：人参3克，黄芪9克，甘草2克，肉桂1.5～2克。
- **用法**：上药用水300毫升，加生姜1片，煎至150毫升。不拘时服。
- **方解**：方中以人参、黄芪益气扶正，肉桂、甘草、生姜温通阳气，共奏益气温阳之效。
- **主治**：心阳虚型虚劳。症见心悸，自汗，神倦嗜卧，心胸憋闷疼痛，形寒肢冷，面色苍白，舌质淡或紫暗，脉细弱或沉迟。
- **加减**：心胸疼痛者，酌加郁金、川芎、丹参、三七活血定痛。形寒肢冷，为阳虚较甚，酌加附子、巴戟天、仙茅、淫羊藿、鹿茸温补阳气。

【方源】
明代 魏直
《博爱心鉴》

# 左归丸

滋阴补肾，填精益髓。

- **方歌**：左归丸内山药地，萸肉枸杞与牛膝，菟丝龟鹿二胶合，壮水之主方第一。
- **组成**：枸杞子、山茱萸、山药（炒）、菟丝子（制）、鹿角胶（敲碎，炒珠）、龟甲胶各12克，牛膝9克，熟地黄24克。
- **用法**：上先将熟地黄蒸烂，杵膏，炼蜜为丸，如梧桐子大。每食前用滚汤或淡盐汤送下百余丸（9克）。
- **方解**：方中重用熟地黄滋肾填精，大补真阴，为君药。山茱萸养肝滋肾，涩精敛汗；山药补脾益阴，滋肾固精；枸杞子补肾益精，养肝明目；龟、鹿二胶，为血肉有情之品，峻补精髓，龟甲胶偏于补阴，鹿角胶偏于补阳，在补阴之中配伍补阳药，取"阳中求阴"之义，均为臣药。菟丝子、牛膝益肝肾，强腰膝，健筋骨，俱为佐药。诸药合用，共奏滋阴补肾、填精益髓之效。
- **主治**：肾阴虚型虚劳。症见腰酸，遗精，两足痿弱，眩晕，耳鸣，甚则耳聋，口干，咽痛，颧红，舌红，少津，脉沉细。
- **加减**：遗精，加牡蛎、金樱子、芡实、莲须固肾涩精。潮热、口干、咽痛、脉数为阴虚而火旺，去鹿角胶、山茱萸，加知母、黄柏、地骨皮滋阴泻火。
- **附记**：方中组成药物以阴柔滋润为主，久服常服，每易滞脾碍胃，故脾虚泄泻者慎用。

【方源】

明代 张介宾
《景岳全书》

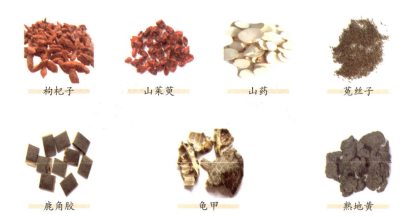

| 枸杞子 | 山茱萸 | 山药 | 菟丝子 |
| 鹿角胶 | 龟甲 | 熟地黄 |

## 附子理中汤

益气健脾，温中祛寒。

- 方歌：理中汤主理中乡，甘草人参术黑姜，呕痢腹痛阴寒盛，或加附子总扶阳。
- 组成：附子（炮，去皮脐）、人参、干姜（炮）、甘草（炙）、白术各等份。
- 用法：水煎服。
- 方解：方中以人参、白术、甘草益气健脾；附子、干姜温中祛寒。
- 主治：脾阳虚型虚劳。症见面色萎黄，食少，形寒，神倦乏力，少气懒言，大便溏薄，肠鸣腹痛，每因受寒或饮食不慎而加剧，舌质淡，苔白，脉弱。
- 加减：腹中冷痛较甚，为寒凝气滞，可加高良姜、香附或丁香、吴茱萸温中散寒，理气止痛。食后腹胀及呕逆者，为胃寒气逆，加砂仁、半夏、陈皮温中和胃降逆。腹泻较甚者，为阳虚湿甚，加肉豆蔻、补骨脂、薏苡仁温补脾肾，涩肠除湿止泻。

【方源】
南宋 陈言
《三因极一病证方论》

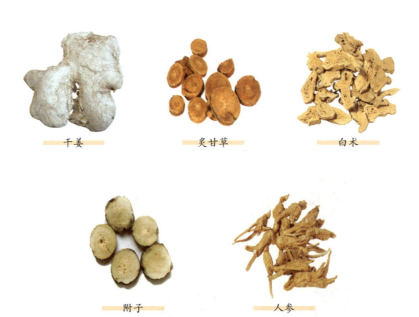

干姜　　炙甘草　　白术

附子　　人参

# 积聚

积聚是以腹内结块，或胀或痛为主要临床特征的一类病证。情志抑郁，酒食内伤，邪毒内侵及它病转归是引起积聚的主要原因，病机主要为气滞、血瘀、痰结及正气亏虚。聚证以气滞为主要病变，以腹中气聚、攻窜胀痛为主要临床表现。积证以血瘀为主要病变，以腹内结块、固定不移为主要临床表现。治疗聚证，以疏肝理气、行气消聚为基本原则；治疗积证，则以活血化瘀、软坚散结为基本原则，并应注意攻补兼施，治实当顾虚，补虚勿忘实。

## 木香顺气散

行气温中，散寒化湿，疏肝解郁。

- **方歌**：木香顺气青陈朴，芎苍枳壳与香附，砂仁桂心乌药草，肝郁气滞此方良。
- **组成**：陈皮、青皮、乌药、香附、苍术、枳壳、厚朴、川芎各3克，木香、砂仁各1.5克，桂心、炙甘草各0.9克。
- **用法**：用水400毫升，加生姜3片，煎至320毫升，空腹时服。
- **方解**：方中以木香、砂仁、苍术、厚朴、甘草（即香砂平胃散）行气温中，散寒化湿；配伍川芎、乌药、生姜、枳壳、桂心以增强温中理气的作用；香附、陈皮、青皮疏肝理气解郁。
- **主治**：气机瘀滞、寒湿中阻及伴有肝郁征象者。症见腹中气聚，攻窜胀痛，时聚时散，脘胁之间时或不适，病情常随情绪而起伏，苔薄，脉弦。
- **加减**：若寒甚，腹痛较剧，得温症减，肢冷者，可加高良姜、温中理气止痛。若兼有热象，口苦，舌质红者，去乌药、苍术，加吴茱萸、黄连（即左金丸）泄肝清热。老年体虚，或兼见神疲、乏力、便溏者，可加党参、白术益气健脾。
- **附记**：本证攻窜胀痛之症缓解后，可以疏肝理脾的逍遥散调理善后。

【方源】

清代 沈金鳌《沈氏尊生书》

## 荆蓬煎丸

消癥破积，理气导滞。

- **方歌：** 卫生宝鉴荆蓬煎，木香青皮枳茴专，三棱莪术大槟榔，理气活血通络擅。
- **组成：** 荆三棱（剉，酒浸，冬三日，夏一日）、蓬莪术（剉，醋浸，冬三日，夏一日，二味用去皮巴豆20片，同于银石器内上文武火炒令干黄色为度，拣去巴豆不用）各60克，木香、枳壳（麸炒，去瓤）、青皮（汤浸，去白）、川茴香（微炒）、槟榔（剉）各30克。
- **用法：** 上药七味修制毕，捣罗为细末，水煮面糊和丸，如豌豆大。每服30丸，食后温生姜汤下。
- **方解：** 本方以木香、青皮、茴香、枳壳、槟榔理气散结，三棱、莪术活血消积。
- **主治：** 积证初起，积块软而不坚，固着不移，胀痛并见，舌苔薄白，脉弦。
- **加减：** 可合用失笑散（蒲黄、五灵脂）或金铃子散（金铃子、延胡索），以增强活血化瘀、散结止痛的作用。

【方源】
元代 罗天益《卫生宝鉴》

## 化积丸

化瘀消积。

- **方歌：** 化积丸将癥积攻，阿魏海石生莪棱，香附雄黄槟榔片，苏木瓦楞及五灵。
- **组成：** 三棱、莪术、阿魏、海浮石、瓦楞子、香附、雄黄、五灵脂、槟榔、苏木。
- **用法：** 水为丸服。每次3克。
- **方解：** 化积丸中以三棱、莪术、香附、苏木、五灵脂、瓦楞子活血祛瘀、软坚散结，阿魏消痞去积，海浮石化痰软坚散结，槟榔理气泻下（便溏或腹泻者宜去）。
- **主治：** 积块坚硬，疼痛逐渐加剧，饮食大减，面色萎黄或黧黑，消瘦脱形，舌质色淡或紫，舌苔灰糙或舌光无苔，脉弦细或细数。
- **加减：** 可酌加丹参、鳖甲活血软坚散结。

【方源】
清代 沈金鳌《杂病源流犀烛》

# 六君子汤

补益脾胃，扶助正气。

- **方歌**：六君子汤四君先，益以陈夏姜枣添，脾失健运腹胀满，呕吐吞酸此方煎。
- **组成**：人参、白术、茯苓各9克，炙甘草6克，陈皮3克，半夏4.5克。
- **用法**：上为细末，作1服，加大枣2枚，生姜3片，新汲水煎服。
- **方解**：方由四君子汤加半夏、陈皮而成。李中梓说："脾为生痰之源，治痰不理脾胃，非其治也"（《医宗必读》卷9）。故方中用四君子（人参、白术、茯苓、甘草）益气补虚，健脾助运以复脾虚之本，杜生源之源，且重用白术，较之原方四药等量则健脾助运，燥湿化痰之力益胜。半夏辛温而燥，为化湿痰之要药，并善降逆以和胃止呕；陈皮亦辛温苦燥之品，既可调理气机以除胸脘之痞，又能和胃止呕以降胃气之逆，还能燥湿化痰以消湿聚之痰，其行气之功亦有助于化痰，所谓"气顺则痰消"是也。二药合用，燥湿化痰、和胃降逆之功相得益彰，故相须以除痰阻之标。煎煮时少加生姜、大枣，协四君可助益脾，伍夏、陈而能和胃。综观本方药物，实乃四君子汤与二陈汤（陈皮、半夏、茯苓、甘草）相合而成，二方并施，意在甘温益气而不碍邪，行气化滞而不伤正，使脾气充而运化复健，湿浊去而痰滞渐消。
- **主治**：气结血瘀型积聚。症见腹部积块渐大，按之较硬，痛处不移，饮食减少，体倦乏力，面黯消瘦，时有寒热，女子或见经闭不行，舌质青紫，或有瘀点瘀斑，脉弦滑或细涩。
- **附记**：在使用膈下逐瘀汤治疗的同时，间服具有补益脾胃，扶助正气的六君子汤，以共同组成攻补兼施之法。

【方源】

宋代 陈师文《太平惠民和剂局方》，录自《医学正传》卷3

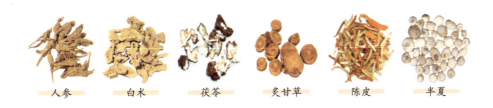

人参　白术　茯苓　炙甘草　陈皮　半夏

# 休克

休克是常见的危重症状，临床上根据休克的病因不同可将其分为感染性休克、低血容量休克、心源性休克、过敏性休克、神经源性休克等。中医认为多属"厥证"的范畴，中医对休克有不错的效果。根据不同情况，特别是出现脉压很低、四肢冰冷、皮肤苍白、尿量少等，表明微循环和组织灌注情况不佳，应迅速改用其他中西医疗法。

## 回阳返本汤

回阳救阴。

【方源】明代 陶节庵《伤寒六书》

- **方歌**：回阳返本附子姜，人参五味麦冬，腊茶甘陈蜂蜜配，回阳救阴建殊功。
- **组成**：熟附子、人参、麦冬、陈皮各9克，干姜、五味子、腊茶各6克，甘草3克，蜂蜜5匙。
- **用法**：水煎服。每日1剂，日服2次。
- **方解**：本方由四逆汤合生脉散加腊茶、陈皮、蜂蜜而成。方用四逆汤回阳救逆，合以生脉散加蜂蜜益气养阴；腊茶、陈皮理气醒脑。合而用之，共奏回阳救阴之功。
- **主治**：肾阳衰微、阴亏不足。症见四肢逆冷、面赤烦热、烦躁口渴、舌光滑少苔、脉微细欲绝。
- **加减**：若见大汗亡阳、汗出不止，加煅龙骨、煅牡蛎。暴吐暴泻，加黄连、半夏、灶心土。阴虚较甚，加玉竹、天冬。口渴甚，加石斛、天花粉。
- **附记**：阴虚火旺，四肢不冷及阴寒里盛，虚阳不守，症见戴阳、格阳而舌不光滑者，均不可用本方。

## 六味回阳饮

回阳救逆，益气养血。

- **方歌**：六味回阳用人参，附子炮姜熟地黄，当归身配炙甘草，益气养血效堪奇。
- **组成**：人参15克，制附子、当归身各9克，炮姜6克，炙甘草3克，熟地黄30克。
- **用法**：水煎服。每日1剂，日服2次。
- **方解**：本方为四逆汤加人参、熟地黄、当归身而成。用于治疗阳气暴脱、血虚不足之证。故方用四逆汤回阳救逆，佐以人参、当归、熟地黄补益气血。合而用之，共奏回阳救逆、益气养血之功。
- **主治**：气阳暴脱、血虚不足。症见吐衄、崩漏、亡阳暴脱、或素体气血不足，又见亡阳暴脱之证。
- **加减**：原书注称："泄泻或血动者，去当归，加白术。"此外，若见吐衄崩漏，亡阳暴脱，可加陈棕炭、藕节炭、大蓟炭、侧柏炭。素体气血不足，而见亡阳暴脱，加黄芪、白术、阿胶、鸡血藤。

【方源】
明代 张介宾
《景岳全书》

## 茯苓四逆汤

回阳救逆，宁心除烦。

- **方歌**：茯苓四逆用人参，附子炙甘草与干姜，回阳救逆与宁心，少阴病兼烦躁安。
- **组成**：茯苓12克，人参3克，生附子5克，炙甘草6克，干姜4.5克。
- **用法**：水煎服。每日1剂，日服2次。
- **方解**：方"用四逆汤以补少阴之阳，阳长则阴消，阴不迫阳而烦躁可自止；人参、茯苓补脾以益中气，俾正气足则邪自去矣。此方近似附子汤，以温脾肾为专任，故能匡正消阴而治阳虚烦躁之证"（《伤寒挈要》）。功能回阳救逆，宁心安神。
- **主治**：亡阳厥逆、或肾阳不足、兼见心悸怔忡、烦躁不安。
- **加减**：若见心悸怔忡，加生龙骨、灵磁石。烦躁不安，加琥珀。气阳暴脱、或阳虚畏寒，加肉桂或桂枝。脾肾虚寒泄泻，加白术。

【方源】
汉代 张仲景
《伤寒论》

## 回阳救急汤

回阳救逆，益气复脉。

**【方源】**
明代 陶节庵
《伤寒六书》

- **方歌**：回阳救急用六君，桂附干姜五味群，加麝三厘或胆汁，益气复脉第一方。
- **组成**：熟附子、炒白术、茯苓、姜半夏、麦冬各9克，干姜、人参、陈皮各6克，炙甘草5克，肉桂、五味子（打碎）各3克，生姜3片，麝香0.09克（冲服）。
- **用法**：水煎服。每日1剂，日服2次。
- **方解**：本方主治纯是一派阴寒内盛、阳微欲脱之危象。"揣其方义，虽仍以四逆汤（附子、干姜、炙甘草）加肉桂温补回阳为君，而以千金生脉散为臣者，以参能益气生脉，麦冬能续胃络绝脉，五味子能引阳归根也；佐以白术、二陈（夏、陈、苓、草）健脾和胃，上止干呕，下止泻痢；妙在使些许麝香，斩关直入，助参、附、姜、桂以速奏殊功。浅学者每畏其散气而不敢用，岂知麝香同冰片及诸香药用，固属散气，同参、术、附、桂、麦、味等温补收敛药用，但显其助气之功，而无散气之弊矣。此回阳固脱，益气生脉之第一良方"。
- **主治**：寒邪直中三阴，而见四肢厥冷、恶寒蜷卧、腹痛吐泻、不渴、或指端口唇发绀、舌淡、苔白滑、脉来沉迟无力或无脉等症。
- **加减**：原书注称："呕吐涎沫，或有小腹痛，加盐炒吴茱萸；无脉者，加猪胆汁一匙；泄泻不止，加升麻、黄芪；呕吐不止，加姜汁。"
- **附记**：服用本方如手足已温，必须中病即止，不可多服。孕妇慎用。

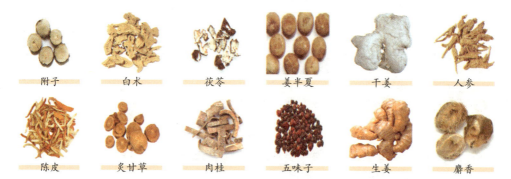

| 附子 | 白术 | 茯苓 | 姜半夏 | 干姜 | 人参 |
| 陈皮 | 炙甘草 | 肉桂 | 五味子 | 生姜 | 麝香 |

# 瘿病

瘿病是以颈前喉结两旁结块肿大为主要临床特征的一类疾病。主要由情志内伤、饮食及水土失宜而引起，但与体质有密切关系。气滞痰凝蕴结颈前是瘿病的基本病理，久则血行瘀滞，脉络瘀阻。部分病例痰气郁结化火，而出现肝火旺盛及心肝阴虚等阴虚火旺的病理变化。治疗瘿病的主要治则有理气化痰、活血软坚、滋阴降火，应针对不同的证候而选用适当的方药。防治情志内伤及注意饮食调摄是预防瘿病的两个重要方面。

## 海藻玉壶汤

化痰行气，消瘿散结。

- **方歌**：海藻玉壶贝母陈，当归川芎与青皮，昆布半夏配海带，连翘独活甘草节。
- **组成**：海藻、贝母、陈皮、昆布、青皮、川芎、当归、半夏、连翘、甘草节、独活各3克，海带1.5克。
- **用法**：水煎服。每日1剂，日服2次。
- **方解**：方用海藻、海带、昆布、贝母、半夏化痰软坚消瘿，配以青皮、陈皮行气化痰，当归、川芎活血调血，连翘、甘草节、独活清热除湿。综观全方，可使痰消湿除，气血通畅而瘿瘤渐消，尤其方中甘草反海藻，两药同用于一方，取其相反相激，使瘿散瘤消而不伤正。
- **主治**：瘿瘤初起，或肿或硬，或赤或不赤但未破者。
- **加减**：若见胸闷不舒，加香附、郁金。脉数心悸易汗，加茯神、酸枣仁、熟地黄。舌震颤，加钩藤、珍珠母、白芍。能食善饥，加生石膏、知母。消瘦乏力便溏，加白术、山药、白扁豆。月经不调，加鹿角、肉苁蓉、益母草、菟丝子。肿块坚块，加赤芍、露蜂房、蛇六谷。病久虚弱者，宜配补养之品。

【方源】

明代 陈实功
《外科正宗》

## 夏枯草膏

化痰活血，软坚散结。

- **方歌**：夏枯草膏甘桔梗，归芍红花昆布芎，玄参香附象贝母，陈僵乌药蜂蜜收。
- **组成**：夏枯草700克，当归45克，甘草、桔梗各15克，白芍、红花、陈皮、川芎、乌药、各30克，玄参30～50克，香附、昆布、贝母、僵蚕各50克，蜂蜜适量。
- **用法**：上药（蜂蜜除外）加水先浸泡2～3小时，再煎30分钟，水煎浓汁2～3次，将2～3次煎出液混合，再慢火浓缩成稠膏状，再入蜂蜜（约250克左右），收膏。每次服9～15克，日服2次，用开水化服。
- **方解**：方用夏枯草、昆布、贝母、僵蚕、陈皮清热化痰，软坚散结，配以当归、红花、川芎、白芍活血行瘀，香附、乌药理气解郁，桔梗、甘草消肿利咽，玄参滋阴泻火。诸药合用，共奏化痰活血、软坚散结之功。
- **主治**：瘿瘤、瘰疬、痰核。

【方源】 清代 吴谦《医宗金鉴》

## 消瘿五海饮

化痰破瘀，消瘿化坚。

- **方歌**：消瘿五海海螵蛸，海藻海带海蛤粉，三棱莪术与昆布，辛附木香猪胰方。
- **组成**：海藻、海螵蛸、昆布、海带、海蛤壳各105克，三棱、莪术、木香、细辛、香附各60克，猪胰子7个。
- **用法**：上药共研细末。每服2～3克，每日2次，米汤送服。
- **方解**：方用海藻、昆布、海带、海蛤壳、海螵蛸化痰消瘿，软坚散结，配以三棱、莪术祛瘀消癥，香附、木香理气解郁，细辛温经通络。诸药合用，共奏化痰破瘀、消瘿化坚之功。
- **主治**：瘿瘤、瘰疬、乳结肿块等处皮色不变、逐日增大、按之坚硬、推之不动、不痛不痒。
- **附记**：在服药期间勿食生冷油腻之物。

【方源】 明代 龚信《古今医鉴》

# 四海舒郁丸

行气化痰，散结破瘿。

**【方源】**

清代 顾世澄《疡医大全》

- **方歌**：四海舒郁海藻昆，海带海螵海蛤粉，陈皮再配青木香，行气化痰散结良。
- **组成**：青木香15克，陈皮、海蛤粉各9克，海带、海藻、昆布、海螵蛸各60克。
- **用法**：上药共研细末，水泛为丸。每次服6~9克，日服3次，温开水送服。亦可改用饮片作汤剂水煎服，各药用量按常规剂量酌定，并用药渣外敷患处。
- **方解**：方用海带、海藻、海螵蛸、昆布、海蛤粉化痰软坚散结，助以陈皮、木香行气和中。综观全方，既有行散之力，又具健脾和中之功，共奏行气化痰，散结消瘿之功。
- **主治**：肝气瘀滞、痰气凝结所致之瘿瘤、瘰疬等。症见颈前肿大、皮色如常、按之柔软。
- **加减**：若见患者为青春发育期、妊娠期、哺乳期、兼有头晕、腰酸、神疲乏力者，加菟丝子、补骨脂、制何首乌、肉苁蓉。伴有结节及表浅静脉明显扩张者，加当归、赤芍、丹参。伴有甲状腺功能亢进、体重减轻、脉率变快、心情不畅，加炙黄芪、党参、生地黄、玄参、钩藤、珍珠母、生石决明。为加强疗效，还可加入黄药子煎服；若兼肝气郁结，可合逍遥散同用。

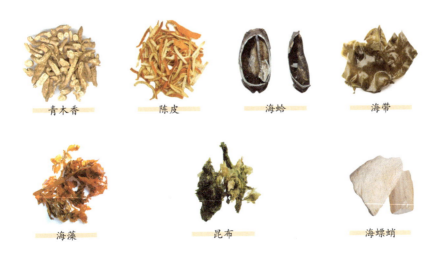

青木香　　陈皮　　海蛤　　海带

海藻　　昆布　　海螵蛸

# 第八章 经络肢体病证

## 头痛

头痛的病因虽多，总不外外感与内伤两类。外感以风邪为主，挟寒、挟热、挟湿，其证属实。内伤头痛有虚有实，肾虚、气虚、血虚头痛属虚，肝阳、痰浊、瘀血头痛属实，或虚实兼挟。故头痛应辨内外虚实，治疗亦相应采用补虚泻实。外感头痛以祛邪活络为主，分辨兼挟之邪而分别祛风、散寒、化湿、清热治之。内伤头痛补虚为要，视其虚实性质，分别治以补肾、益气、养血、化痰、祛瘀为治。在辨证基础上，根据病变的脏腑经络，选加引经药效果较好，除服药外还可配合针灸及外治法等，常可提高疗效。

## 芎芷石膏汤

疏风消热。

- **方歌**：芎芷石膏治头痛，发热恶风面目红，羌活菊花和藁本，此方能解风热情。
- **组成**：川芎、白芷、石膏、藁本、羌活、菊花（原方没注明用量）。
- **用法**：水煎服。
- **方解**：方中以川芎、白芷、菊花、石膏为主药，以疏风清热。川芎、白芷、羌活、藁本善止头痛，但偏于辛温，故伍以菊花、石膏校正其温性，变辛温为辛凉，疏风清热而止头痛。
- **主治**：头痛眩晕，头风盛时发作，日久不愈；外感风热头痛。症见起病急，头呈胀痛，甚则头痛如裂，发热或恶风，口渴欲饮，面红目赤，便秘溲黄，舌红苔黄，脉浮数。
- **加减**：应用时若风热较甚者，可去羌活、藁本，改用黄芩、栀子、薄荷辛凉清解。发热甚，加金银花、连翘清热解毒。若热盛津伤，症见舌红少津，可加知母、石斛、花粉清热生津。若大便秘结，口鼻生疮，腑气不通者，可合用黄连上清丸，苦寒降火，通腑泄热。

【方源】
清代 吴谦
《医宗金鉴》

## 菊花茶调散

疏散风热，清利头目。

- **方歌**：菊花茶调芷荆芎，羌防细辛甘薄荷，风热上攻加僵蝉，头痛眼疾多可医。
- **组成**：川芎、荆芥各120克，白芷、羌活、甘草、僵蚕各60克，细辛30克，防风、菊花各45克，蝉蜕90克，薄荷240克。
- **用法**：上药共研细末。每服6克，日服2次，茶水调服。也可改用饮片水煎服，各药用量可用常规剂量酌定。
- **方解**：凡风热上攻头目，头痛目赤之症，治宜疏散风热，清利头目。故方用荆芥、防风、白芷、细辛疏风解表，川芎养血祛风止痛，菊花、薄荷、甘草清利头目，再加僵蚕、蝉蜕，以增强搜风散热之效，羌活善祛上部之风湿，可引药上达，甘草调和诸药。
- **主治**：风热上攻头痛。症见头晕目眩，偏正头痛，恶风发热，目赤流泪，视物模糊。

【方源】
宋代
《银海精微》

- **加减**：如见热邪偏盛，上攻头目，可去细辛，加蔓荆子、柴胡、忍冬藤，重用菊花。风邪偏盛、热象轻者，去羌活、细辛、白芷，加木贼、石决明、钩藤。内伤头痛，去荆芥、防风、薄荷、白芷。肝阳偏亢者，加天麻、石决明、珍珠母。肝郁化火者，加焦山栀、黄芩。清阳不升者，加党参、黄芪。一般头痛加藁本。目疾加蔓荆子。

## 黄连上清丸

疏风清热，泻火通便。

【方源】
清代《清太医院配方》
（验方）

- **方歌**：黄连上清大黄芩，荆芍栀翘归薄荷，桔玄芎菊天花粉，甘草黄柏生石膏。
- **组成**：大黄、黄芩、赤芍、荆芥穗各125克，生栀子、连翘、当归、薄荷、桔梗、玄参、黄连、石膏各75克，菊花、川芎、天花粉、甘草、黄柏各60克。
- **用法**：上药共研细末，水泛为丸。每服9克，日服2次，温开水送服。也可用饮片作汤剂水煎服，各药用量可按常规剂量酌定。
- **方解**：凡风热犯扰中上二焦及心脾热盛诸症，治宜疏风清热，泻火通便。故方用黄芩、黄连、黄柏、生栀子清热泻火，合以大黄导热下行，当归、川芎、赤芍活血祛风，荆芥穗、连翘、薄荷、石膏、菊花祛风清热，桔梗、甘草清热利咽，玄参滋阴泻火，合天花粉以防止四黄苦寒太过伤阴之弊。诸药相伍，可使风热外解，里热下泄，风散、热清、火灭，诸症可愈。
- **主治**：头昏头痛、心胸烦热、牙龈肿痛、口舌生疮、咽喉红肿、暴发火眼、大便燥结、小便黄赤者。
- **加减**：若见发热咽痛，加金银花、板蓝根以清热解毒利咽。牙龈红肿疼痛，加知母、牛膝以泻火清胃，导热下行。两眼红赤作痛，加决明子、蝉衣以清胆疏邪。小便黄赤，加木通、生地黄以清心利尿。

## 清上蠲痛汤

散风热,止头痛。

- **方歌**:清上蠲痛芷归芎,二活细辛苍防风,菊蔓麦芩生甘草,祛风止痛兼清上。
- **组成**:当归、川芎、白芷、羌活、防风、苍术、麦冬、独活各3克,菊花、蔓荆子各1.5克,细辛、生甘草各0.3克,黄芩4.5克。
- **用法**:水煎服。每日1剂,日服2次。
- **方解**:凡风热上扰之头痛,治宜祛风止痛。方用当归、川芎养血祛风,此乃"治风先治血,血行风自灭";配以白芷、细辛、防风祛风止痛,菊花、蔓荆子清上而祛肝胆之风热,羌活、独活、苍术善祛一身上下之风湿,麦冬养阴,甘草泻火,黄芩清热,以助清上之功。合而用之,养血、祛风、清热三法共施,风热必除,诸症自愈。
- **主治**:一切偏正头痛。
- **加减**:如证偏风寒,去黄芩、麦冬、苍术,加荆芥。热甚,去独活、羌活、细辛,加桑叶、连翘、金银花。鼻流浊涕量多,加苍耳子、露蜂房、辛夷。

【方源】明代 龚廷贤《寿世保元》

## 清空膏

和血疏风,清热祛湿。

- **方歌**:清空芎草柴芩连,羌活升之入顶巅,为末茶调如膏服,正偏头痛一时蠲。
- **组成**:川芎15克,柴胡21克,黄连、羌活各30克,炙甘草45克,黄芩90克(一半酒制)。
- **用法**:上药共研细末。每服4克,放于盏内,加入茶汁少许调如膏状,临卧用开水送下。也可改用饮片作汤剂水煎服,各药用量按常规剂量酌定。
- **方解**:头为诸阳之会,其象应天,喻作清空,本方专治风湿热邪上壅头目而头痛年久不愈者,故名"清空膏"。方中川芎辛香善升,活血行气,祛风止痛,为头痛之要药;羌活入足太阳经而疏风除湿;柴胡入足少阳经而升散解热,合川芎以止偏正头痛;黄芩、黄连苦寒泄热渗湿,酒炒而用,且与升散之品相配,则能上至巅顶而除头部湿热;甘草益气安中,

【方源】金代 李东垣《兰室秘藏》

# 川芎茶调散

疏风止痛。

【方源】
宋代 陈师文《太平惠民和剂局方》

缓痛和药；茶叶清利头目。诸药合用，可使清气上升，浊阴下降，风邪湿热俱去，则经年头痛可除。

- **主治**：风湿热之邪，上壅头目。症见偏正头痛年深不愈，或风热上壅损目。

- **方歌**：川芎茶调散荆防，辛芷薄荷甘草羌，目昏鼻塞风攻上，偏正头痛悉能康。

- **组成**：川芎、荆芥各120克，白芷、羌活、甘草各60克，细辛30克，防风45克，薄荷叶240克。

- **用法**：上药共研细末。每服6克，食后用清茶调下，日服2次。亦可水煎服，各药用量按常规剂量。

- **方解**：头痛的原因很多，川芎茶调散所治头痛，系外感风邪所致。方中川芎善治足少阳和足厥阴经头痛，羌活善治足太阳经头痛，白芷善治足阳明经头痛，细辛善治足少阴经头痛，合而用之，可散诸经风邪，而止偏正头痛。其中川芎为头痛要药，治外感头痛尤不可缺，本方以之命名，正是强调其在方中的重要作用。"巅顶之上，唯风药可到"，所以除用以上疏风止痛之品外，又以荆芥、防风、薄荷辛散上行以助之。其中薄荷用量独重，意在搜风散热，既助疏风止痛之效，又可清利头目。然纯用一派辛散疏风之品，则恐升散太过耗损正气，故佐以甘草益气安中，和药缓峻，并以苦寒的清茶调下，既可上清头目，又能引热下行，使散中有守，升中有降，则无祛风伤正之弊。

- **主治**：外感风邪之头痛、偏正头痛，或巅顶头痛。症见恶风发热、目眩、鼻塞、舌苔薄白、脉浮。

- **加减**：若风寒偏胜者，去薄荷，加紫苏，倍细辛。风热头痛者，去羌活、细辛，加菊花、蔓荆子、钩藤。头痛久治不愈者，加僵蚕、全蝎、桃仁等以加强搜风活血通络作用。

- **附记**：汤剂不宜久煎。久病气虚、血虚或因肝肾不足而阳气亢盛所致的头痛，均非本方所宜。

# 痹病

痹病指正气不足，风、寒、湿、热等外邪侵袭人体，痹阻经络，气血运行不畅所导致的，以肌肉、筋骨、关节发生疼痛、麻木、重着、屈伸不利，甚至关节肿大灼热为主要临床表现的病症。随着病程的发展，可形成痰瘀痹阻，气血耗伤，甚至内传脏腑。其病机是邪气阻滞，故祛邪活络、缓急止痛为治疗大法，但祛风、散寒、除湿、清热应互相配合，又有主次，并视病情佐以养血祛风、温阳散寒、健脾化湿及凉血清热之法，以增强祛邪活络之力；病程日久应辅以补益气血、补养肝肾、祛痰、化瘀等治法，虚实兼顾，标本并治。痹病的预防与调摄，应从加强锻炼、避免受邪等着手，提高机体的防御能力和促进痹病的康复。

## 薏苡仁汤

祛风除湿，散寒通络。

**【方源】**
清代 林佩琴
《类证治裁》

- **方歌**：薏苡仁汤用当归，独活羌活与桂枝，川芎防风白术配，川乌草乌麻黄姜。
- **组成**：薏苡仁15克，白术（或苍术）、防风各6克，麻黄、桂枝、羌活、独活、川乌、草乌、川芎各4.5克，当归9克，生姜3片（原书未著用量，今据《中医方剂手册》辑入）。
- **用法**：水煎服。每日1剂，日服2次。
- **方解**：方用薏苡仁、白术（或苍术）、羌活、独活祛风除湿，配以麻黄、桂枝、防风、生姜祛风散寒，川乌、草乌温散寒湿，通络止痛，当归、川芎活血祛风，通络止痛。诸药合用，共奏祛风除湿、散寒通络之功。
- **主治**：风寒湿痹。症见关节肿胀、重着、疼痛、痛有定处，肌肉、四肢麻木、活动不便，苔白腻、脉濡缓。
- **加减**：若湿气偏甚，再加防己、萆薢，以加强祛湿利痹之功。
- **附记**：若局部红肿、舌苔黄腻、甚则发热者，忌服。一方去草乌，加甘草。

## 桂枝附子汤

祛风除湿，温经散寒。

- **方歌**：桂枝附子是经方，生姜大枣甘草相，桂枝汤中附易药，温经散寒此方宗。
- **组成**：桂枝12克，附子6～9克，炙甘草6克，生姜9克，大枣3枚。
- **用法**：水煎服。每日1剂，日服2次。
- **方解**：方用桂枝、附子祛除寒湿，温经通络，且桂枝还能祛在表之风寒；佐以生姜大枣调和营卫，炙甘草温中和药。药简力宏，效果甚佳。
- **主治**：风寒湿外袭肌表、身体烦疼、不得转侧或自汗出以及虚寒性胸腹痛、喘咳、泄泻、苔薄白、脉虚浮而数。

【方源】
汉代 张仲景
《金匮要略》

桂枝

附子
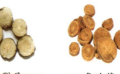
炙甘草

生姜

大枣

## 五痹汤

祛风除湿，通络止痛。

- **方歌**：五痹汤用片姜黄，甘术羌活与防己，祛风除湿止痛捷，风湿痹痛此方灵。
- **组成**：片姜黄、羌活、白术、防己各30克，炙甘草15克。
- **用法**：上药共为粗末。每用12克，加生姜10片，水煎服。亦可改用饮片作汤剂水煎服，各药用量按常规剂量酌减。
- **方解**：方用羌活、姜黄、防己祛除风湿，且姜黄又有通络止痛之功，配以白术健脾祛湿，生姜辛温散寒。合而用之，共奏祛风除湿、通络止痛之功。
- **主治**：风寒湿痹、经络不利、肢节疼痛（尤以上肢肩臂痛甚）、麻木。
- **加减**：如见腰骶痛，加杜仲、桑寄生。腰腿痛，加牛膝、续断、威灵仙。

【方源】
宋代 陈师文
《太平惠民和剂局方》

## 蠲痹汤

祛风除湿,散寒通络。

- **方歌**:蠲痹汤里用二活,桂心秦艽海风藤,当归川芎甘草配,桑枝乳香与木香。
- **组成**:羌活、独活、川芎、乳香、木香各6克,桂心1.5克,秦艽、当归、桑枝、海风藤各9克,甘草3克。
- **用法**:水煎服。每日1剂,日服2次。
- **方解**:方用羌活、独活、秦艽、海风藤、桑枝祛风除湿,且桑枝又有通经活络之功;桂心温经散寒;当归、川芎、乳香养血活血止痛,行血以助祛除风寒湿;木香行气止痛;甘草温中和药。诸药合用,共奏祛风除湿,散寒通络之功。验之临床颇效,不失为一首治痹良方。
- **主治**:风寒湿痹。症见肢体重着、关节酸痛、活动不利、得热则减、遇阴雨寒冷则加剧、舌苔白腻、脉弦紧。
- **加减**:若风气胜者,痛处游走不定,加荆芥、防风,倍秦艽。寒气胜者,疼痛剧烈,关节不可屈伸,加附子、细辛或川乌、草乌。湿气胜者,关节肢体重着,肌肤麻木,加防己、苍术、薏苡仁、萆薢。病在上者,去独活,加荆芥、姜黄、威灵仙。病在下者,去羌活,加牛膝、续断。病久化热,间有湿热者,其人舌干喜冷、关节红肿、口渴溺赤,去桂心,加知母、黄柏、石膏、防己、桂枝。

**【方源】**

清代 程国彭 《医学心悟》

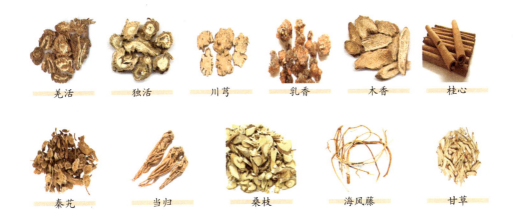

羌活　独活　川芎　乳香　木香　桂心

秦艽　当归　桑枝　海风藤　甘草

## 附子汤

温阳散寒，化湿利痹。

- **方歌：** 附子汤里用人参，茯苓白术芍药增，三令杂至各有因，寒湿内侵乘阳虚。
- **组成：** 附子、茯苓、芍药各9克，人参6克，白术12克。
- **用法：** 水煎服。每日1剂，日服2次，方中附子先煎30分钟。
- **方解：** 方用附子温阳散寒，化痰止痛；配以人参、白术、茯苓益气健脾，化湿利痹；芍药缓急止痛。药仅5味，合用则标本并治，补泻兼施，力专而效宏。
- **主治：** 寒湿内侵、身体骨节疼痛、恶寒肢冷、苔白滑、脉沉微无力。
- **加减：** 本方可酌加羌活、独活、威灵仙、豨莶草等祛风湿药同用。如寒湿较甚，加桂枝、制川乌、制草乌。痹痛日久，血行留滞，加乳香、没药；痰湿入络，加天南星、白附子。

【方源】
汉代 张仲景
《伤寒论》

## 大防风汤

补气血，益肝肾，祛风湿，止痹痛。

- **方歌：** 大防风汤熟地黄，川芎附子白芍襄，术归黄芪川牛膝，杜仲羌甘上人参。
- **组成：** 川芎、附子各45克，熟地黄、白术、防风、当归、白芍药、黄芪、杜仲各60克，羌活、人参、甘草、牛膝各30克。
- **用法：** 上药研细末。每服15克，加生姜7片，大枣1枚，水煎服。也可改用饮片作汤剂水煎服，各药用量按常规剂量酌定。
- **方解：** 方用防风、羌活、附子祛风胜湿，散寒止痛，配以人参、黄芪、熟地黄、当归、白芍补益气血，杜仲、牛膝补益肝肾，白术化湿祛风，甘草调和诸药。诸药合用，祛邪扶正，共奏补气血、益肝肾、祛风湿、止痹痛之功。
- **主治：** 痹痛日久、气血亏损、脚膝乏力、不能步履。

【方源】
宋代 陈师文
《太平惠民和剂局方》

## 宣痹汤

清热祛湿，宣通经络。

- 🎵 **方歌：** 宣痹汤用防己薏，蚕沙半夏滑翘栀，赤豆杏仁同配入，湿热痹证此方施。
- **组成：** 防己、杏仁、薏苡仁、滑石各15克，连翘、栀子、半夏（醋炒）、晚蚕沙各9克，赤小豆皮9～15克。
- **用法：** 水煎服。每日1剂，日服2次。
- **方解：** 方中防己苦辛而寒，祛湿清热，通利关节，宣痹止痛；杏仁入上焦降肺气，通调水道，滑石入下焦清利湿热，二药配伍，上下相应，畅达三焦之气，使水道通调，湿热有外泄之路；栀子泄热而通利三焦，导湿热从小便而泄；薏苡仁健脾而清利经络中湿热，赤小豆皮利经络之湿，二药配伍，有清利骨节经络之湿而通痹之功；半夏、晚蚕沙相伍，开郁化湿；连翘轻清宣泄，透邪外达。诸药共用，共奏清化湿热，通利关节，宣痹止痛之功。
- **主治：** 湿热痹痛。症见高热寒战、面色萎黄晦暗、骨节疼痛、局部灼热红肿、小便短赤、苔灰腻或黄腻、脉濡数。
- **加减：** 本方虽名"宣痹"，但通利经络作用稍逊，若疼痛较甚，加桑枝、虎杖、徐长卿、海桐皮。骨节痛甚，加片姜黄，可增行气活血止痛之力，加海桐皮有祛湿宣痹之功。湿热下注，脚膝酸痛，合二妙散（黄柏、苍术）。

【方源】 清代 吴鞠通《温病条辨》

## 防风汤

祛风通络，散寒除湿。

- 🎵 **方歌：** 防风汤用甘草归，杏仁桂枝与赤苓，秦艽葛根麻黄配，风湿痹痛此方施。
- **组成：** 防风、甘草、当归、赤茯苓、杏仁、桂枝各30克，黄芩、秦艽、葛根各9克，麻黄15克。
- **用法：** 上药研末。每用15克，加大枣3枚，生姜5片，水煎服。也可改用饮片作汤剂水煎服，各药用量适量。
- **方解：** 方用防风、秦艽祛风除痹，佐以麻黄、葛根发散风寒，赤茯苓、甘草、杏仁利湿化痰，桂枝温阳行痹，当归活血利痹，有助于祛风除湿，更佐以黄芩清热使无伤阴之弊，姜枣和中。

【方源】 金代 刘完素《宣明论》

合而用之，共奏祛风通络、散寒除湿之功。

- 主治：行痹。症见肢体关节疼痛、游走不定、关节伸屈不利或见恶寒发热、苔薄白或腻、脉浮。
- 加减：若见周身治疗走性疼痛，加威灵仙、防己、络石藤、桑枝。发于上肢，加羌活、姜黄。发于下肢，加独活、牛膝。恶寒发热、身有汗出者，去麻黄，加芍药。

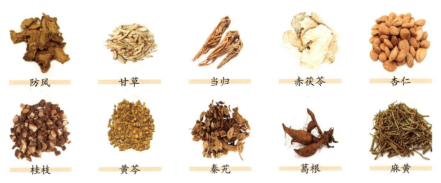

防风　甘草　当归　赤茯苓　杏仁

桂枝　黄芩　秦艽　葛根　麻黄

## 五加皮酒

温散寒湿，活血止痛。

【方源】
唐代 孙思邈
《备急千金要方》

- 方歌：五加皮酒薏苡仁，枳刺猪椒丹参皮，芎姜秦椒通草桂，归雄甘草火麻仁。
- 组成：五加皮500克，炒枳刺2升，猪椒（即两面针）根皮、丹参、薏苡仁各250克，川芎、炮姜各150克，白鲜皮、秦椒、通草、炮天雄各120克，火麻仁3升，肉桂、甘草、当归各90克。白酒15000毫升。
- 用法：上药共研粗末，入白酒，浸泡4～7日后，即可饮用。每次饮酒15～30毫升，日服1～2次。
- 方解：方用五加皮、薏苡仁、白鲜皮祛除风湿，配以天雄、肉桂、秦椒、炮姜温经散寒，佐以当归、川芎、丹参活血通痹，猪椒清热，为反佐药，枳刺理气，通草利水，火麻仁润通，甘草调和诸药，妙在白酒温经以助药力直达病所。诸药合用，共奏温散寒湿、活血止痛之功。
- 主治：筋痹。症见四肢拘挛、遇寒加剧。
- 附记：本品药性辛燥温热，非属寒湿者，或阴虚火旺者，不宜服用。孕妇忌服。

## 桂枝芍药知母汤

通阳行痹,祛风逐湿。

- **方歌**：桂枝芍药知母汤,麻黄生姜白术襄,防风附子配甘草,通阳行痹逐风湿。
- **组成**：桂枝、芍药、知母、麻黄、白术、防风、附子各9克,生姜3克,甘草6克。
- **用法**：水煎服。每日1剂,日服2次,方中附子先煎30分钟。
- **方解**：方用桂枝、麻黄、防风祛风通阳,附子温经化湿止痛,合以知母、芍药养阴清热,白术化湿祛风,生姜散寒,甘草调和诸药。诸药相伍,共奏通阳行痹、祛风逐湿之功,实为治顽痹之良方。
- **主治**：肢节疼痛、肿胀、头晕短气、温温欲吐、舌偏红苔白、脉濡数。
- **加减**：若风湿偏盛者,加秦艽、独活。寒湿偏盛者,加薏苡仁、车前子、泽泻。热化火伤津者,加生地黄、麦冬、玄参。湿热下注者,加防己、萆薢、海桐皮。胸胁满闷者,加柴胡、黄芩。口渴欲饮者,加石斛、天花粉。

**【方源】** 汉代 张仲景《金匮要略》

## 除湿蠲痹汤

健脾利湿,通痹止痛。

- **方歌**：除湿蠲痹汤姜汁,苍术白术竹沥冲,茯苓泽泻甘草配,羌活再配上陈皮。
- **组成**：苍术6克,白术、茯苓、泽泻、羌活、陈皮各3克,甘草1.5克,姜汁3匙(冲),竹沥3匙(冲)。
- **用法**：水煎服。每日1剂,日服2次。
- **方解**：方用羌活、苍术祛风除湿;配以白术、陈皮健脾燥湿;更用茯苓、泽泻利水渗湿,以加强祛湿之功;姜汁、竹沥温胃化痰;甘草调和诸药。合而用之,共奏健脾利湿、通痹止痛之功。
- **主治**：着痹。症见身重酸疼、痛有定处、苔腻。
- **加减**：本方祛风湿、除痹痛之力较弱,用时可适当加用豨莶草、木防己,以助羌活之力。此外,如寒邪较盛,加川乌、附子、桂枝。热邪较盛,加木通、忍冬藤。发于上肢,加姜黄、桂枝。发于下肢(足膝),加牛膝、薏苡仁。

**【方源】** 清代 林佩琴《类证治裁》

# 痿证

痿证是以肢体痿弱，不能随意运动，甚至肌肉萎缩为临床特征的病症，是由外感六淫，内伤七情，房劳过度，饮食不节等因素，导致热邪灼津，脏腑亏损或湿热阻滞，气血津液阴精亏虚或不运，肌肉筋脉失养所致，但涉及肺胃肝肾，其病变虚多实少，热多寒少。治疗上采用调理脾胃、滋肾清热即"治痿独取阳明"和"泻南方，补北方"两大治则，以实现益气养血，滋液填精，温煦濡养肌肉筋脉的目的。因湿热、痰浊、瘀血阻滞所致者，又当采用化湿、清热、活血等治法，以畅其气血津精的运行。虚实夹杂者，补虚祛邪兼顾治疗。加强肢体活动和按摩，防止肌肉萎缩，预防褥疮等调护措施对痿病的康复十分重要。

## 参苓白术散

益气健脾，渗湿止泻。

**【方源】** 宋代 陈师文《太平惠民和剂局方》

- **方歌**：参苓白术扁豆陈，山药甘莲砂薏仁，桔梗上浮兼保肺，枣汤调服益脾神。
- **组成**：人参、白术、茯苓、炒山药各15克，白扁豆12克，甘草、莲子肉、薏苡仁各9克，砂仁、桔梗各6克。
- **用法**：上药共为细末，每次服6克，大枣汤调下，小儿用量按岁数加减服之；或作汤剂，用量按原方比例酌定。
- **方解**：方中人参、甘草、白术、茯苓甘温健脾益气；山药、白扁豆、莲子肉、薏苡仁健脾渗湿；砂仁和胃醒脾，桔梗升清，宣利肺气，用以载药上行。
- **主治**：脾胃亏虚型痿病。症见肢体痿软无力日重，食少纳呆，腹胀便溏，面浮不华，神疲乏力，舌淡，舌体胖大，苔薄白，脉沉细或沉弱。
- **加减**：若肥人多痰，可用六君子汤补脾化痰。中气不足，可用补中益气汤。心悸气短者，加黄芪、当归益气生血。如肌肉麻木，苔白腻者，加橘络、白芥子化痰通络；消瘦，舌质紫暗者，可用圣愈汤益气养血，再加桃仁、红花、牛膝活血化瘀。

## 清燥救肺汤

清燥润肺，养阴益气。

- **方歌**：清燥救肺参草杷，石膏胶杏麦胡麻，经霜收下冬桑叶，清燥润肺效堪夸。
- **组成**：桑叶9克，石膏（煅）8克，甘草、胡麻仁（炒，研）、阿胶、枇杷叶（刷去毛，蜜涂，炙黄）各3克，麦冬（去心）4克，人参、杏仁（泡，去皮尖，炒黄）各2克。
- **用法**：水煎，频频热服。
- **方解**：方中以人参、麦冬、生甘草甘润生津，益气养阴；生石膏、霜桑叶、苦杏仁、火麻仁宣肺清热，润燥降逆；蜜炙枇杷叶、阿胶、炒胡麻仁润肺滋阴清燥。
- **主治**：肺热津伤型痿病。症见病起发热之时，或热退后突然肢体软弱无力，皮肤枯燥，心烦口渴，咽干咳呛少痰，小便短少，大便秘结，舌红苔黄，脉细数。
- **加减**：若壮热，口渴，汗多，则重用生石膏，还可加金银花、连翘以清热解毒，养阴生津。若咳呛少痰，加炙瓜蒌、桑白皮、川贝、知母润肺止咳化痰。咽干不利者，加花粉、玉竹、百合养阴生津。若身热退净，食欲减退，口燥咽干较甚者，证属肺胃阴伤，宜用益胃汤加薏苡仁、山药、生谷芽之类，益胃生津。
- **附记**：本证肺热而津已伤，勿滥用苦寒、香燥、辛温之品重亡津液，可佐养胃清火之药，如沙参、玉竹、山药之类，胃火清则肺金肃，也是"治痿独取阳明"之法。

【方源】

清代 喻昌《医门法律》

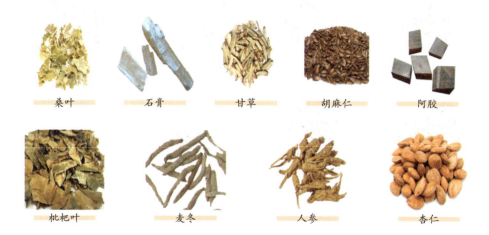

桑叶　石膏　甘草　胡麻仁　阿胶

枇杷叶　麦冬　人参　杏仁

# 虎潜丸

滋阴降火，强壮筋骨。

**【方源】**
元代 朱震亨
《丹溪心法》

- **方歌**：虎潜脚痿是神方，虎胫膝陈地锁阳，龟甲姜归知柏芍，再加羊肉捣丸索。
- **组成**：虎骨（白狗骨代）、干姜各30克，牛膝、陈皮、白芍各60克，熟地黄、知母、黄柏各90克，锁阳、当归各45克，龟甲120克。
- **用法**：研为细末，和蜜为丸，每丸约重10克，早、晚各服1丸，淡盐汤或开水送下。
- **方解**：方中虎骨（可用狗骨代）、牛膝壮筋骨利关节，锁阳温肾益精，当归、白芍养血柔肝荣筋，黄柏、知母、熟地黄、龟甲滋阴补肾清热，少佐陈皮以利气，干姜以通阳。
- **主治**：肝肾亏损型痿病。症见起病缓慢，四肢痿弱无力，腰脊酸软，不能久立，或伴眩晕、耳鸣、遗精早泄，或月经不调，甚至步履全废，腿胫大肉渐脱，舌红少苔，脉沉细数。
- **加减**：本方治肝肾阴亏有热的痿病，为肝肾亏损证的基本方。热甚者去锁阳、干姜，或用六味地黄丸加牛骨髓、猪骨髓、鹿角胶、枸杞子、砂仁治之。若兼见面色萎黄不华，心悸，舌淡红，脉细弱者，加黄芪、党参、当归、鸡血藤以补养气血。

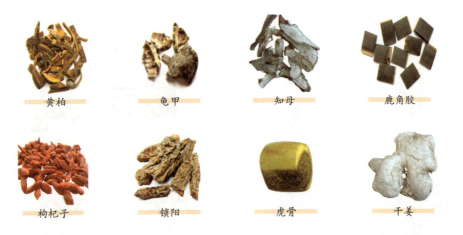

| 黄柏 | 龟甲 | 知母 | 鹿角胶 |
| 枸杞子 | 锁阳 | 虎骨 | 干姜 |

## 二妙散

清热燥湿。

- **方歌**：二妙散用苍柏煎，若云三妙膝须添，痿痹足疾堪多服，湿热全清病自痊。
- **组成**：黄柏（炒）、苍术（米泔浸炒）各等份。三妙即本方加牛膝等份。
- **用法**：上药共研细末。每服3～9克，白开水或生姜汤送下。亦可改用饮片作汤剂水煎服，各药用量可根据病情酌定。
- **方解**：本方治证均为湿热下注所致，湿热相搏，着于下肢，阻滞经脉，则见足膝灼热红肿疼痛；湿热不攘，筋脉弛缓，则为痿证；如湿热下注前阴，则病带下浑浊或下部湿疮；小便短黄，舌苔黄腻，皆为湿热之象。故治宜清热燥湿。方中黄柏苦寒清热，苍术苦温燥湿。二药合用，具有清热燥湿之效，使湿去热清，诸症自除。
- **主治**：湿热下注所致的下肢痿软无力，或足膝红肿热痛，或湿热带下，或下部湿疮、小便短黄、舌苔黄腻。

【方源】
元代 朱震亨
《丹溪心法》

## 加减四斤丸

补益肝肾，强筋壮骨。

- **方歌**：加减四斤肉苁蓉，牛膝木瓜炙鹿茸，熟地黄五味菟丝子，炼蜜为丸如子桐。
- **组成**：肉苁蓉（酒浸）、牛膝（酒浸）、干木瓜、鹿茸（醋炙）、熟地黄、五味子（酒浸）、菟丝子（酒浸）各等份（一方不用五味子，有杜仲）。
- **用法**：上药共研细末，炼蜜为丸，如梧桐子大。每次服50丸，温酒米汤下。
- **方解**：方中以熟地黄、菟丝子、五味子平补肝肾，肉苁蓉补命门而益髓强筋，鹿茸补肾阳而强健筋骨，牛膝主足筋挛，木瓜主腰足无力。此方对筋骨痿弱尤有良效。
- **主治**：肝肾虚之痿证。症见筋骨痿弱、足不任地。

【方源】
宋代 陈无择
《三因极一病症方论》

# 颤震

颤震是因内伤或其他慢性病证致脑髓及肝脾肾受损，肌肉筋脉失养失控，发生头身肢体不自主地摇动、颤抖为主要临床特征的病症。病理性质虚多实少，病理因素为虚、风、痰、火、瘀，治疗则根据标本虚实，以扶正祛邪，标本兼顾为治疗原则，常采用填精补髓、益肾调肝、补气养血以扶正治本、清化痰热、息风止痉、活血通络以祛邪为其大法。对风阳内动者，治宜滋阴潜阳；髓海不足者，宜填精益髓；气血亏虚者，宜补中益气；痰热动风者，宜豁痰息风。若治疗得当，部分病例可以缓解症状。但多数逐年加重，预后不良。所以除药物治疗外，重视调摄与预防是不可忽视的问题。

## 导痰汤

燥湿豁痰，行气开郁。

【方源】宋代 严用和《济生方》

- 🎵 **方歌**：导痰汤中二陈佳，南星枳实六药抓。痰结成痞脘腹胀，豁痰散结效验夸。
- 🌿 **组成**：半夏6克，橘红、茯苓、枳实（麸炒）、制南星各3克，甘草1.5克。
- ✋ **用法**：加姜10片，水煎服。
- 📖 **方解**：本方以半夏燥湿降逆，茯苓健脾燥湿，湿去痰无以生，陈皮利气，甘草益脾，脾旺能胜湿，利气则痰无滞留，此二陈汤意；制南星以治风痰，枳壳理气降逆宽中。全方合用具有燥湿豁痰、理气开郁之功。
- 💊 **主治**：痰热动风型颤震。症见头晕目眩，头摇，肢体震颤，手不能持物，甚至四肢不知痛痒，胸闷泛恶，甚则呕吐痰涎，咳嗽，痰涎如缕如丝，吹拂不断，舌体胖大有齿痕，舌质红，苔厚腻或白或黄，脉沉滑或沉濡。
- ➕ **加减**：应用时，再加皂荚宣壅去垢，导滞以通窍，硼砂除热痰散结，生白芍、生石决明滋养阴血、平肝潜阳，则可增豁痰息风之效。肝阳亢者，加天麻、羚羊角粉、珍珠粉以平肝潜阳。肝火甚者，加夏枯草、龙胆草清肝泻火。大便秘结者，加大黄通腑泄热。

## 龟鹿二仙丹

滋阴填精，益气壮阳。

- **方歌:**《医便》龟鹿二仙胶，人参枸杞熬成膏，滋阴益肾填精髓，"精极"用此疗效高。
- **组成:** 鹿角5000克，龟甲（去弦、洗净、捶碎）2500克，人参450克，枸杞子900克。
- **用法:** 上用铅坛熬胶，初服酒服4.5克，渐加至9克，空腹时服用。
- **方解:** 方中以鹿角通督脉，龟甲通任脉，一善温养阳气，一善滋养阴精，均为血肉有情之品，善补人之真气；人参大补中气，则气之源头得助，气化改善，气血调畅；枸杞子滋补肝肾。四味相合，填精益髓，达到补养精、气、神三宝之功。
- **主治:** 髓海不足型颤震。症见头晕目眩，耳鸣，记忆力差或善忘，头摇肢颤，溲便不利，痦瘖颠倒，重则神呆，啼笑反常，言语失序，舌质淡红体胖大，苔薄白，脉多沉弦无力或弦细而紧。
- **加减:** 方中尚可加熟地黄、鳖甲、丹参、赤芍以滋阴活血。有热象者，加知母、黄柏清相火。畏寒肢冷者，加淫羊藿、肉苁蓉温养肾阳。

【方源】明代 王三才《医便》

## 滋生青阳汤

滋阴潜阳，平肝息风。

- **方歌:** 滋生青阳汤生地，斛冬决明磁石需，天麻柴胡桑叶薄，甘菊白芍与丹皮。
- **组成:** 生地黄12克，白芍3克，牡丹皮、麦冬（青黛拌）各4.5克，石斛、甘菊花各6克，天麻、柴胡（醋炒）各2.4克，石决明24克，桑叶、薄荷各3克，灵磁石15克（整块同煎）。
- **用法:** 水煎服。
- **方解:** 方中生地黄、白芍、石斛、麦冬养阴以潜阳，石决明、磁石镇逆以潜阳，桑叶、甘菊、薄荷、柴胡清肝以解郁热，天麻平肝息风，滋燥缓急。诸药配伍，则滋阴与潜阳，相得益彰，尤适于阳亢较甚者。
- **主治:** 风阳内动型颤震。症见眩晕头胀，面红，口干舌燥，易怒，腰膝酸软，睡有鼾声，渐见头摇肢颤，不能自主，舌红，苔薄黄。

【方源】清代 费伯雄《医醇剩义》

# 腰痛

腰痛一病，外感内伤均可发生，病机为风寒湿热、气滞血瘀壅滞于经络，或肾精亏损、筋脉失养所致。因腰为肾府，但以肾虚为本，风寒湿热、气滞血瘀为标，虚者补肾壮腰为治，实者祛邪活络为法，临证分清标本缓急，分别选用散寒、除湿、清热、理气、化瘀、益精、补肾等法，若虚实夹杂，又当攻中兼补，或补中兼攻，权衡施治。配合膏贴、针灸、按摩、理疗等法可收到较好的效果。

## 青娥丸

补肾壮腰。

【方源】宋代 陈师文《太平惠民和剂局方》

- **方歌**：青娥丸中用杜仲，胡桃大蒜补骨脂，水泛为丸日三服，补肾壮腰效堪夸。
- **组成**：杜仲500克，补骨脂250克，胡桃仁20个，大蒜（熬膏）120克。
- **用法**：上药共研细末，水泛为丸。每服3~6克，日服2~3次，开水送服。也可改作汤剂水煎服，一般去大蒜，各药用量按常规剂量酌减。
- **方解**：方用杜仲、补骨脂、胡桃肉补肾助阳；配以大蒜辛温，以增加温肾止痛之功。
- **主治**：肾虚腰痛。症见腰酸如折、俯仰不利、转侧艰难伴畏寒喜暖、精神萎靡、苔薄白、脉沉细。
- **加减**：改作汤剂，如见形寒肢冷、面色白、小溲清长、足软无力属肾阳衰微者，加附子、肉桂、鹿茸、巴戟天。腰酸腰痛、伴咽干口燥、尿频尿赤、耳鸣、目花属肾阴亏损者，去大蒜，加干地黄、枸杞子、龟甲、黄柏。遗精者，去大蒜，加金樱子、菟丝子、覆盆子、天冬。小便频数或尿后失禁者，加益智仁、桑螵蛸、蚕茧壳、煅牡蛎、五味子。

## 壮本丹秘方

益肾补腰，强筋壮骨。

- **方歌**：壮本丹中用杜仲，巴戟故纸肉苁蓉，茴香再与青盐配，益肾强筋腰痛瘥。
- **组成**：杜仲、补骨脂（盐水炒）、茴香各30克，肉苁蓉、巴戟天、青盐各15克。
- **用法**：上药为细末，将猪腰子剖开，入药在内，缝住，纸包煨熟。每服1个，黄酒送下。也可改用饮片作汤剂水煎服，各药用量按常规剂量酌减。
- **方解**：方用肉苁蓉、巴戟天温肾壮阳；配以杜仲、补骨脂、茴香、青盐壮骨强筋，温通气血。合而用之，共奏益肾补腰、强筋壮骨之功。
- **主治**：肾虚腰痛、畏寒。
- **加减**：若腰椎骨质增生，加五加皮、宣木瓜。肾下垂，加黄芪、升麻。腰痛甚者，加威灵仙、川牛膝。腰膝酸软，加桑寄生、川续断。

【方源】 金代 李东垣《兰室秘藏》

## 瓜蒌桂枝汤

解肌发表，生津疏筋。

- **方歌**：瓜蒌桂枝汤芍药，甘草姜枣天花粉，外感风寒脉沉迟，解肌发表效堪夸。
- **组成**：天花粉、甘草各60克，桂枝、芍药、生姜各90克，大枣12克。
- **用法**：水煎服。每日1剂，日服2次。各药用量须根据现今常用剂量酌减。
- **方解**：方用桂枝、生姜散寒解表，配以天花粉（瓜蒌根）、芍药养血生津，芍药配甘草缓急止痛，生姜配大枣暖胃和中。合而用之，共奏解肌发表、生津疏筋之力。
- **主治**：外感风寒、发热恶风、头痛汗出、身体牵强、脉沉迟。
- **加减**：若见骨节疼痛明显，加威灵仙、桑枝。气虚，加黄芪、党参。血虚，加当归。阴虚，加石斛。脾虚，加白术。
- **附记**：血热妄行者，忌用。

【方源】 汉代 张仲景《金匮要略》

# 身痛逐瘀汤

活血化瘀，通络止痛。

**【方源】**

清代 王清任《医林改错》

**方歌**：身痛逐瘀膝地龙，香附羌秦草归芎，黄芪苍柏量加减，要紧五灵桃没红。

**组成**：秦艽、羌活、香附各3克，川芎、甘草、没药、五灵脂（炒）、地龙（去土）各6克，桃仁、红花、当归、牛膝各9克。

**用法**：水煎取药汁。每日1剂，早、晚各服1次。

**方解**：方中以当归、川芎、桃仁、红花活血化瘀，以疏达经络；配以没药、五灵脂、地龙化瘀消肿止痛；香附理气行血；牛膝强腰补肾，活血化瘀，又能引药下行直达病所；秦艽、羌活祛风活络；甘草益气和中，调和诸药。诸药合用，可使瘀去壅解，经络气血畅达而止腰痛。

**主治**：瘀血腰痛。症见痛处固定，或胀痛不适，或痛如锥刺，日轻夜重，或持续不解，活动不利，甚则不能转侧，痛处拒按，面晦唇暗，舌质隐青或有瘀斑，脉多弦涩或细数。病程迁延，常有外伤、劳损史。

**加减**：因无周身疼痛，故可去原方中之秦艽、羌活，若兼风湿痹痛者，仍可保留应用，甚至再加入独活、威灵仙等以兼祛风除湿。若疼痛剧烈，日轻夜重，瘀血痼结者，可酌加䗪虫、土鳖虫、穿山甲协同方中地龙起虫类搜剔、通络祛瘀作用。由于闪挫扭伤，或体位不正而引起者，加乳香配方中之没药以活络止痛，加青皮配方中香附以行气通络之力，若为新伤也可配服七厘散。有肾虚之象而出现腰膝酸软者，加杜仲、川续断、桑寄生以强壮腰肾。

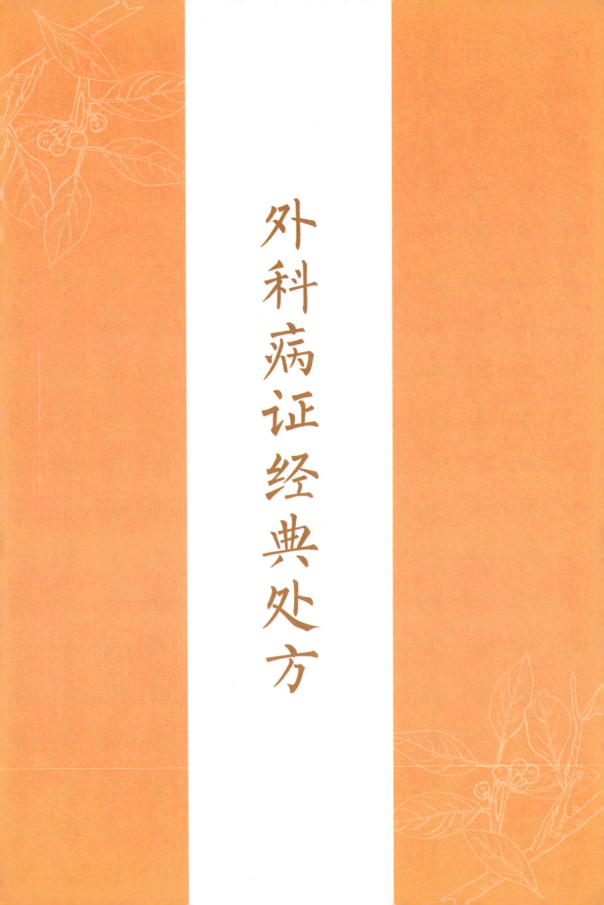

# 外科病证经典处方

# 第一章 疮疡

## 疖

疖是发于皮肤浅表的急性化脓性疾患。其特征为：局部色红、灼热、疼痛，肿势局限，范围多在3～6厘米之间，脓出即愈。四季均可发生，但以夏秋发病为多。好发于头面、颈项、臀部等处。热毒蕴结证，治宜清热解毒；暑湿蕴结证，治宜清暑化湿解毒，体虚毒恋证，治宜扶正解毒。

## 牛蒡解肌汤

祛风清热，消肿散结。

- **方歌**：牛蒡解肌用薄荷，荆芥连翘山栀裹，石斛元参夏枯草，再加一味牡丹皮。
- **组成**：牛蒡子、荆芥、连翘、栀子、牡丹皮、石斛、夏枯草各9克，薄荷（后下）3克。
- **用法**：水煎服。每日1剂，日服2次。
- **方解**：方用薄荷、荆芥祛除风热，牛蒡子、连翘解毒消肿，玄参、夏枯草清热散结，牡丹皮凉血清热。合而用之，共奏祛风清热、消肿散结之功。
- **主治**：头面颈项疮疡初起、局部红肿疼痛、兼有恶寒发热等症。
- **加减**：若伴见表证较著者，可加防风、白芷。热毒较甚者，加金银花、菊花。局部红肿，加赤芍、丹参。口干明显者，加天花粉。小便黄赤者，加黄芩、栀子。属于痰热，加白僵蚕、贝母。发于两颊、耳鬓，加柴胡、蒲公英。发于项后，加羌活。根脚坚硬，发于口唇四周，加紫花地丁、野菊花。

【方源】
清代 高秉钧
《疡科心得集》

## 万灵丹

温经活血，消肿止痛，祛除风湿。

- **方歌**：万灵丹中斛苍蝎，归芎荆羌天麻草，二乌防风麻黄入，细辛雄黄何首乌。
- **组成**：苍术240克，全蝎、石斛、天麻、当归、炙甘草、川芎、羌活、荆芥、防风、麻黄、细辛、川乌（汤泡，去皮）、草乌（汤泡，去皮尖）、何首乌各30克，雄黄18克。
- **用法**：上药共研细末，炼蜜为丸，朱砂为衣。每服1丸（约6克），日服2次。
- **方解**：方用羌活、荆芥、防风、麻黄、细辛温散风寒，配以苍术祛风燥湿，川乌、草乌温经止痛，当归、川芎、何首乌活血通络，全蝎、天麻祛风化痰，通络止痛，石斛养阴生津，雄黄解毒。诸药合用,共奏温经活血、消肿止痛、祛除风湿之功。
- **主治**：疖肿，苔薄白。
- **附记**：凡由热毒所致，见有明显热象者，忌用。

【方源】
明代 陈实功
《外科正宗》

# 疔疮

疔疮相当于颜面部、手部的急性化脓性感染及部分特殊感染，是一种发病迅速而危险性较大的疾病。其总的治疗原则是清热解毒，常用五味消毒饮、蟾酥丸等加减。若处理不当，易发走黄或损筋伤骨。

## 五味消毒饮

清热解毒，消肿散结。

【方源】清代 吴谦《医宗金鉴》

- **方歌**：五味消毒治诸疔，野菊银花蒲公英，紫花地丁天葵子，痈疮肿痛亦堪灵。
- **组成**：金银花、野菊花、蒲公英、紫花地丁各30克，紫背天葵子15克。
- **用法**：水煎服。每日1剂，日服2～3次，或煎后加酒1～2匙和服，药渣可捣烂敷患处。
- **方解**：疔毒多由感受温热火毒以及恣嗜辛辣炙煿，内生积热，热毒蕴蒸肌肤，以致气血壅滞而成。治宜清热解毒。方中金银花清热解毒，消散痈肿；配以紫花地丁、紫背天葵子、蒲公英、野菊花均为清热解毒，治疗疔毒痈疮之要药。合而应用，其力益宏，清热之力甚强。加酒少许，以助药势，又行血脉，可加强消散疔疮之效。
- **主治**：热毒疮疡、疔疮，红肿焮热疼痛，或有发热，舌红脉数。
- **加减**：临床应用，尚可加用连翘、牛蒡子、生甘草等。如见发热较甚，加黄芩、栀子。高热烦躁，加黄连、连翘。舌质红绛，加水牛角、赤芍、牡丹皮。肿痛较剧，加乳香、没药。大便秘结，加大黄。口渴，加天花粉。脓成不溃，加穿山甲、皂角刺。若用于产后乳痈，宜重用蒲公英，并加全瓜蒌、贝母。用治疔毒，宜重用野菊花、紫花地丁。
- **附记**：①配合外治：在服用本方的同时，应配合外用药局部敷治。②禁忌：凡脾胃虚弱，大便溏薄者慎用；阴疽肿痛者忌用。

## 蟾酥丸

解毒消肿，活血止痛。

- **方歌：** 疔疮最宜蟾酥丸，轻粉枯矾煅铜绿，乳没胆矾朱砂入，麝香蜗牛寒水雄。
- **组成：** 蟾酥6克，轻粉1.5克，枯矾、寒水石、煅铜绿、乳香、没药、胆矾、麝香（后入）各3克，雄黄6克，蜗牛21个，朱砂9克。
- **用法：** 上药共研细末，制成丸如绿豆大。内服：每服3～5粒，日服2～3次，温开水送服。外用：以米醋烊化，敷于患处。
- **方解：** 本方用于治疗热毒壅结，痈疽疔疮红肿热痛之证。故方用蟾酥、雄黄、轻粉、铜绿以毒攻毒，寒水石、蜗牛清热消肿软坚，麝香、乳香、没药化瘀消肿定痛，枯矾、胆矾燥湿消肿，朱砂镇惊安神。合而用之，集解毒消散于一方，共达解毒消肿，活血止痛之功。力专效宏，一方两用，效果尤佳。
- **主治：** 痈疽、疔疮，初起红肿热痛。
- **附记：** 本药丸有毒，服用不可过量；气血虚弱者慎用，孕妇忌服。疔疮，痈疽等已溃烂者不宜外敷。

【方源】明代 陈实功《外科正宗》

## 梅花点舌丹

清热解毒，消痈散结。

- **方歌：** 梅花点舌用珍珠，麝砂牛黄蟾酥冰，乳没熊胆葶苈子，硼竭雄黄及沉香。
- **组成：** 珍珠36克，麝香（后入）、朱砂、牛黄、蟾酥各24克，冰片（后入）12克，熊胆、血竭、乳香、没药、葶苈子、硼砂、雄黄、沉香各12克。
- **用法：** 上药共研细末，制成丸，每丸重3克。内服：每服1～2粒，日服1～2次，温开水化开服。外用：用浓茶汁或醋化开，敷搽患处。
- **方解：** 本方用于治疗热毒壅盛所引起的疮疡痈疽、疔疮、咽喉肿痛等病症，故方用牛黄、珍珠、朱砂、熊胆、冰片、蟾酥清热解毒，合以麝香、乳香、没药、血竭活血祛瘀，消痈散结，硼砂消炎防腐，雄黄解毒消肿，葶苈子化痰散结，沉

【方源】清代 王洪绪《外科证治全生集》

167

香降气并导热下行。诸药合用，清热与活血同用，共奏消散痈肿之功。

- 主治：疔疮、局部红肿热痛、发背、咽喉肿痛等症。
- 加减：临床应用于疮痈初起时，可用金银花、连翘、荆芥、赤芍等煎汤送服。成脓期，用穿山甲、皂角刺等煎汤送服。治疗咽喉肿痛，用金银花、连翘、玄参、马勃、牛蒡子等煎汤送服。
- 附记：本方有毒，内服用量不可过大。孕妇忌服。

## 七星剑

清热解毒，疏邪消散。

【方源】
明代 陈实功
《外科正宗》

- 方歌：七星剑中野菊花，苍耳豨莶半枝莲，麻黄草河地丁草，疔疮初起用之良。
- 组成：野菊花、苍耳草、豨莶草、半枝莲、地丁草各9克，麻黄3克，重楼6克。
- 用法：水煎服。每日1剂，日服2次。
- 方解：方用野菊花、地丁草清热解毒，均为治疔疮要药；合以重楼、半枝莲清热解毒消肿，以增强清热消散之功；佐以苍耳草、豨莶草、麻黄疏解外邪，以增消散之力。合而用之，共奏清热解毒、疏邪消散之功。
- 主治：疔疮初起，兼有发热、烦躁、苔黄、脉数。
- 加减：临床应用，尚可加入金银花、连翘、蒲公英、紫背天葵子等以增强清热解毒之功。加赤芍、牡丹皮以凉血消肿；或加乳香、没药以消肿止痛。如烦躁不已，加黄连、木通清泄心火。神志昏愦，加水牛角、黄连、栀子以清热凉血解毒。恶寒发热，加荆芥、防风，发表疏散。大便秘结，加大黄通便泻火解毒。
- 附记：若证属虚寒者，忌服。

# 痈

痈是由多个相邻的毛囊和皮脂腺的急性化脓性感染所致，亦可有多个疖肿融合而成。中医所讲的痈有内痈、外痈之分，其外痈通常是指发生于皮下、肉脉之间的化脓性疾患，发病迅速，属阳证，易脓、易溃、易敛。初期表现为患部皮肤有粟粒样脓头，形似小疖，发痒作痛，逐渐向周围或深部扩大，形成多头疖肿，局部红肿热痛，全身伴有恶寒、发热、头痛，舌淡红，苔薄白，脉浮或弦。根据病位的不同，有颈痈、腋痈、脐痈、胯腹痈和委中毒等。颈痈风热痰毒证，治宜祛风清热、化痰消肿；肝胃火毒证，治宜清热解毒、化痰消肿。腋痈肝郁痰火证，治宜清肝解郁、解毒消肿。胯腹痈湿热壅结证，治宜清热利湿、解毒消肿。委中毒湿热蕴阻证，治宜清热利湿、和营消肿。脐痈湿热火毒证，治宜清热利湿、解毒消肿；气虚挟湿证，治宜健脾益气。外治依一般阳证疮疡分期施治。

## 活血散瘀汤

活血散瘀。

- **方歌**：活血散瘀桃苏木，归尾赤芍芎枳壳，丹皮大黄槟蒌仁，瘀血流注委中毒。
- **组成**：川芎、当归尾、赤芍、苏木、牡丹皮、枳壳、瓜蒌仁（去壳）、桃仁（去皮、尖）各3克，槟榔2克，大黄（酒炒）6克。
- **用法**：水煎服。
- **方解**：方中川芎、当归尾、赤芍、牡丹皮、苏木、桃仁活血祛瘀，通调血脉；枳壳、槟榔破气消积，疏通气道；大黄、瓜蒌仁攻逐瘀结，润肠通腑。且槟榔、枳壳亦助大黄攻逐；归、芎、苏、芍之破瘀，得利气之品，则祛瘀之功益着。全方配伍甚佳。
- **主治**：湿热蕴阻委中穴处木硬肿痛，小腿屈曲难伸；伴发热，口干纳差；舌质淡红，苔黄腻，脉数。
- **加减**：便通者，去大黄，加乳香。
- **附记**：凡血虚无瘀者，切忌妄用。

【方源】

明代 陈实功
《外科正宗》

## 柴胡清肝汤

养血清火，疏肝散结。

【方源】
明代 陈实功
《外科正宗》

- **方歌**：柴胡清肝芎芍归，黄芩栀子生地随，防风牛子天花粉，甘草连翘功独魁。
- **组成**：柴胡、川芎、当归、白芍、生地黄、黄芩、栀子、天花粉、防风、牛蒡子、连翘、甘草各3克。
- **用法**：用水400毫升，煎至320毫升，空腹时服。
- **主治**：肝郁痰火腋窝肿胀、疼痛，上肢活动不利；伴发热，心烦，头痛，口苦咽干，大便秘结，小便黄赤；舌红，苔黄，脉弦滑数。
- **加减**：如呼吸不利，加瓜蒌、枳壳宽胸理气。

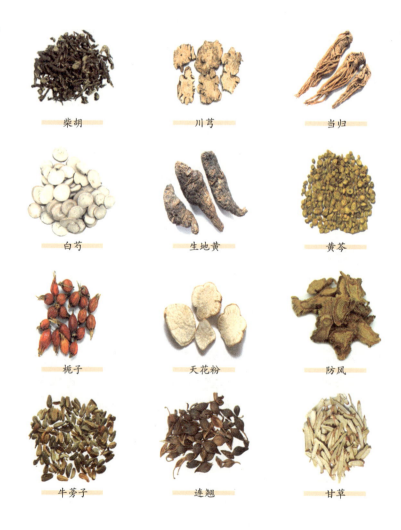

柴胡　川芎　当归
白芍　生地黄　黄芩
栀子　天花粉　防风
牛蒡子　连翘　甘草

# 发

痈之大者名发，说明发的病变范围较痈为大。故一般把来势迅猛而病变范围大于痈的外疡称之为发。其特点是：在皮肤疏松的部位突然红肿蔓延成片，灼热疼痛，红肿以中心最为明显，四周较淡，边缘不清，伴有明显全身症状。依病位不同，有锁喉痈、臀痈、手发背和足发背。锁喉痈热毒聚结证，治宜散风清热、化痰解毒；热伤胃阴证，治宜益胃养阴、清解余毒。臀痈湿火蕴结证，治宜清热解毒、和营化湿；湿痰凝滞证，治宜和营活血、利湿化痰；气血两虚证，治宜调补气血。手发背热毒蕴积证，治宜清热解毒、和营消肿；气血亏虚证，治宜调补气血。足发背湿热下注证，治宜清热解毒，和营化湿。

## 神功内托散

补气益气，温阳托毒。

【方源】明代 陈实功《外科正宗》

- **方歌**：神功内托参归芪，茯苓白术川芎投，陈皮甘草穿山甲，木香白芍及附子。
- **组成**：当归6克，白术、黄芪、人参各4.5克，白芍药、茯苓、陈皮、川芎、附子各3克，木香、炙甘草各1.5克，穿山甲2.5克。
- **用法**：上药共研细末。每取12克，加煨姜3片，大枣2枚，水煎服。也可改用饮片水煎服，各药用量按常规剂量酌定。
- **方解**：本方用于治疗疮疡日久，气血两虚，寒邪凝滞，不散不溃之证。故方用四君子汤（参、苓、术、草）加黄芪、陈皮益气健脾；当归、白芍、川芎活血养血；伍以附子温阳散寒，木香理气止痛，穿山甲散结透脓。诸药合用，共奏补益气血、托毒外透之功。
- **主治**：疮疡平塌、不散不溃、漫肿钝痛、日久不愈、舌淡、脉细。
- **加减**：若见畏寒肢冷，加鹿角、肉桂，以温阳托毒。疼痛，加乳香、没药。身有寒热，加麻黄、白芷。
- **附记**：服用本方时，还可配用外敷温散箍毒之药。

## 仙方活命饮

清热解毒，散结消肿，活血化瘀。

- 方歌：仙方活命金银花，皂刺花粉穿山甲，乳没归芍陈贝草，白芷防风效堪夸。
- 组成：穿山甲、皂角刺、天花粉、乳香、没药、白芷、赤芍、贝母、防风、当归尾、甘草、陈皮各9克，金银花30克。
- 用法：水煎服。每日1剂，日服2次，黄酒为引。
- 方解：本方为疮疡初起，治以散结消肿的代表方剂，被誉为"外科之首方，疮疡之圣药"。方中用防风、白芷疏散消肿，调和营卫，金银花、甘草清热解毒，当归尾、赤芍、乳香、没药行瘀活血止痛，穿山甲、皂角刺、天花粉、贝母软坚散结，陈皮行气破滞。诸药合用，可使气血通畅，肿消痛止。凡疮疡初起，红肿热痛，体质壮实者均可使用。脓未成者，服之可消；脓已成者，服之可排。
- 主治：疮疡肿毒初起，红肿热痛、或伴恶寒发热、或疮疡已经化脓、肿痛未溃者。
- 加减：发生于头部，加川芎。颈项，加羌活、葛根。胸部，加瓜蒌皮、白芥子。胁部，加柴胡、青皮。腰背，加秦艽。上肢，加姜黄。下肢，加牛膝等。

【方源】宋代 陈自明《妇人良方大全》

## 五神汤

清热解毒，分利湿热。

- 方歌：下肢疮痛五神汤，紫花地丁金银花，茯苓牛膝车前子，清热解毒利湿热。
- 组成：金银花、紫花地丁各15～30克，茯苓、车前子各15克，牛膝9～15克。
- 用法：水煎服。每日1剂，日服2次。
- 方解：方用金银花、紫花地丁清热解毒；合以茯苓、车前子利水渗湿；更配以牛膝引药下行，达于病所。合而用之，共奏清热解毒，分利湿热之功。
- 主治：疮疡生于膝部或委中穴处而见红肿焮痛、小便赤涩、舌苔黄腻，证属湿热凝结者。
- 加减：如见局部红肿，加赤芍、牡丹皮。疼痛较剧，加乳香、

【方源】清代 陈士铎《洞天奥旨》

没药。脓熟将溃，加穿山甲、皂角刺。兼有发热，加蒲公英、连翘或黄芩、栀子。用治下肢丹毒，可加生薏苡仁、赤小豆、或黄柏、苍术。

- **附记**：在服本方同时，宜配合外敷药物治疗。阴证疮疡及未夹湿热证者，不宜使用本方。

## 飞龙夺命丹

拔毒去腐，消肿止痛。

- **方歌**：飞龙夺命用蟾酥，冰轻麝竭寒水香，铜绿没药胆矾配，蜈蚣雄黄朱砂蜗。
- **组成**：蟾酥、雄黄各6克，冰片、轻粉、麝香各1.5克，血竭、寒水石（煅）、铜绿、乳香、没药、胆矾、朱砂各9克，蜗牛21个，蜈蚣（酒浸炙黄）1条。
- **用法**：上药各研为极细末，将蜗牛研烂加蟾酥合研成黏稠状，再加入轻粉等各药粉，反复研磨到极均匀，做成绿豆大的药丸。内服：每服20丸（约0.15～0.2克），用葱白15厘米捣烂，包裹为丸药，用无灰酒烧热，候能饮送服，盖被取汗。病在身体上部者饭后服，病在下部者饭前服。外用：用醋研调涂患处，或用针将疮刺破，再将药锭插入疮口内。
- **方解**：方用蟾酥、雄黄、轻粉攻毒散结，消肿止痛；合以麝香、冰片走窜行散，以助消肿；乳香、没药、血竭活血行瘀；寒水石、铜绿、胆矾、蜗牛清热消肿，去腐生肌；朱砂镇心安神；蜈蚣通络止痛。诸药合用，共奏拔毒去腐、消肿止痛之功。
- **主治**：疔毒恶疮、脑疽发背、对口疮疡、乳痈、乳岩、附骨阴疽，及一切无名肿毒、溃烂疼痛、麻木昏愦等症。
- **加减**：如见局部红肿，可用金银花、连翘壳、蒲公英煎汤送服。痰湿积聚，可用制半夏、天南星、贝母煎汤送服。
- **附记**：孕妇忌服。本品有毒，内服用量不可过大。

【方源】

明代 龚廷贤《增补万病回春》

# 痈疽

痈疽，发生于体表、四肢、内脏的急性化脓性疾患，是一种毒疮。痈发于肌肉，红肿高大，多属于阳证，疽发于骨之上，平塌色暗，多属于阴证。痈疽证见局部肿胀、焮热、疼痛及成脓等。现代医学解释其为皮肤的毛囊和皮脂腺成群受细菌感染所致的化脓性炎，病原菌为葡萄球菌。中医认为本病多由外感六淫，过食膏粱厚味，外伤感染等致营卫不和，邪热壅聚，化腐成脓所致。治宜清热解毒，活血化瘀为主。

## 透脓散

补气活血，托毒溃脓。

**【方源】** 明代 陈实功《外科正宗》

- **方歌**：透脓散治毒成脓，服此能收速溃功，归芪皂角穿山甲，川芎加入力更宏。
- **组成**：黄芪12克，当归、川芎各9克，穿山甲（炒）3克，皂角刺5克。
- **用法**：水煎服。每日1剂，日服2次，若加酒少许更妙。
- **方解**：疮疡痈疽的出脓，可使毒气随脓外泄；若痈疡虽已成脓，但由于气血不足，无力托毒排脓外出时，治当益气溃坚排脓。方中用生黄芪益气托毒排脓；辅以当归、川芎养血活血；穿山甲、皂角刺消散通透，直达病所，软坚溃脓，加酒少许通经行瘀，以助药力。合而用之，以奏补托排脓之功，对于痈疮已成，因体虚不能速溃者，可以促其透脓速溃；对于不能托毒化脓者，也可促其化脓。
- **主治**：痈疡脓已成脓，体虚不能自溃者。
- **加减**：若见气虚软甚，可加党参、白术、甘草。热毒尚炽，加金银花、连翘、牛蒡子。阳虚畏寒，加鹿角霜、肉桂。
- **附记**：若疮疡脓未成熟者，治当消散为法，不宜过早服用本方。

黄芪

当归

川芎

皂角刺

## 回阳三建汤

补气助阳,托毒消痈。

- **方歌**:回阳三建附参芪,归芎茯苓山萸萸,二草陈香苍厚朴,红花独姜皂角根。
- **组成**:附子、人参、黄芪、当归、川芎、茯苓、陈皮、山茱萸各3克,木香、甘草、紫草、厚朴、苍术、红花、独活各1.5克,煨姜3片,皂角树根皮6克。
- **用法**:水煎服。每日1剂,日服2次。
- **方解**:方用人参、黄芪、附子、甘草补气助阳,以扶正逐寒;川芎、当归、红花、紫草活血养血以通其脉,配以苍术、厚朴、陈皮、茯苓、独活、煨姜温燥寒湿以除阴凝之邪,山茱萸养肝阴,木香理气止痛,而妙在用一味皂角树根皮通络散结以消痈。综观全方,具有扶正托邪、转阴回阳之功。
- **主治**:阴疽发背,症见初起不肿、不疼、不热、不红,后皮色紫黯、根脚平散、软陷无脓不腐、脉细身凉。

【方源】
明代 陈实功
《外科正宗》

## 代刀散

益气活血,托毒溃脓。

- **方歌**:代刀散治脓未溃,以药代刀效神奇,黄芪甘草乳香配,皂角入剂脓速溃。
- **组成**:皂角刺、黄芪(炒)各30克,甘草、乳香各15克。
- **用法**:上药共研细末。每服9克,以陈酒或温开水送服。或改用饮片水煎服。
- **方解**:方用黄芪益气托毒,皂角刺活血溃疡为主要作用,配以乳香,消肿定痛,甘草调和诸药。合而用之,共奏益气活血、托毒溃脓之功。
- **主治**:疮疡脓毒已熟,尚未溃破而肿胀疼痛。
- **加减**:一般可加用穿山甲、没药,以增加排脓、消肿、止痛之功。如见局部焮热,加金银花、连翘。肿痛较甚,加赤芍、牡丹皮。气血不足,加党参、白术、熟地黄、当归。
- **附记**:疮疡已溃者忌用。

【方源】
清代 王洪绪
《外科证治全生集》

## 托里散

补益气血，托疮生肌。

- **方歌**：托里散中用参芪，白术当归熟地黄，茯苓陈皮芍甘草，扶正托毒可生肌。
- **组成**：人参、黄芪各6克，白术、陈皮、当归、熟地黄、茯苓、芍药各4.5克，甘草3克。
- **用法**：水煎服。每日1剂，日服2次。
- **方解**：方用人参、白术、茯苓、甘草益气健脾；当归、熟地黄补血滋阴；陈皮理气，疏畅气机；合以黄芪升阳透发。俾气血充沛，疮疡未溃能透，已溃可敛，为体虚疮口日久不溃、不敛之良方。验之临床，其效甚佳。
- **主治**：疮疡日久不溃或溃后日久不敛，兼见神疲乏力、面色萎黄、头目眩晕等症。
- **加减**：临床应用时，黄芪用量可适当增加，人参可改用党参。如兼见畏寒肢冷，苔白溲清，加附子、肉桂。热毒尚炽，加金银花、连翘。麻疹透发不畅，加胡荽、西河柳。
- **附记**：凡热毒疮疡，症见局部红肿焮热者，忌用。

【方源】明代 李梴《医学入门》

## 托里十补散

补养气血，内托散毒。

- **方歌**：托里十补参芪芎，归桂白芷及防风，甘桔厚朴酒调服，痈疡脉弱赖之充。
- **组成**：人参、黄芪、当归各6克，川芎、肉桂、白芷、防风、甘草、桔梗、厚朴各3克。
- **用法**：上药共研细末。每服6克，可渐加至18克，热酒调服。日服2次。
- **方解**：本方又名十宣散，用于痈疡体质虚弱者，能使疮毒得到迅速的发散。方中人参、黄芪补气，当归、川芎和血，甘草解毒，桂心（肉桂）温通血脉，白芷、桔梗排脓，厚朴燥湿消胀，防风疏散外邪。诸药合用，共奏补养气血、内托散毒之功。
- **主治**：痈疮初起、疮毒重甚、形体羸瘦、脉弱无力。

【方源】宋代 陈师文《太平惠民和剂局方》

## 托里透脓汤

益气活血，托里透脓。

- **方歌**：托里透脓参术芪，白芷甘草及升麻，青归山甲皂角刺，扶正托里透脓佳。
- **组成**：人参、白术（土炒）、穿山甲（炙）、白芷各3克，升麻、甘草、青皮各1.5克，当归6克，黄芪9克，皂角刺4.5克。
- **用法**：水煎服。每日1剂，加酒半至1盏，分2次饮服。
- **方解**：方用人参、黄芪益气补托，当归活血，白术健脾，穿山甲、皂角刺、白芷溃疡排脓，升麻升提阳气，青皮理气，甘草调和诸药。综观全方，益气外托与活血溃脓同用，共奏益气活血、托里透脓之功。
- **主治**：气血亏损、痈疽将溃、紫陷无脓、根脚散大。
- **加减**：临床应用，一般可加重黄芪、穿山甲、皂角刺剂量。如见局部疼痛较剧，加乳香、没药。气虚不足、面色萎黄，加熟地黄、枸杞子。阳虚畏寒、局部紫陷，加鹿角、肉桂。
- **附记**：疮疡已溃者忌用。

**【方源】** 清代 吴谦《医宗金鉴》

## 内补黄芪汤

补益气血，敛疮生肌。

- **方歌**：内补黄芪熟地黄，参麦苓草白芍药，当归、川芎与肉桂，远志生姜大枣裹。
- **组成**：黄芪、麦冬、熟地黄、人参、茯苓各3克，甘草0.6克，白芍药、川芎、肉桂、远志、当归各1.5克，生姜3片，大枣1枚。
- **用法**：水煎服。每日1剂，日服2次。
- **方解**：方用人参、黄芪、熟地黄、当归、白芍、川芎补益气血，配以麦冬养阴生津，茯苓、甘草、生姜、大枣渗湿和胃，肉桂温阳，鼓舞气血，远志祛瘀消肿。合而用之，共奏补益气血、敛疮生肌之功。
- **主治**：痈疽溃破、日久不敛、脓水清稀、肉芽不鲜、体虚乏力、脉细涩等症。

**【方源】** 明代 薛己《外科发挥》

# 丹毒

丹毒为皮肤网状淋巴管感染性疾病，因其色如涂丹，故称丹毒。其特点是病起突然，局部皮肤忽起红斑，迅速蔓延成鲜红一片，稍高出皮肤表面，边界清楚，压之红色减退，放手又显红色；表皮紧张光亮，灼热肿痛，有的可出现瘀斑、水泡，间有化脓或皮肤坏死。丹毒治疗以凉血清热，解毒化瘀为总则，根据部位配合疏风、清肝、利湿等。

## 化斑解毒汤

清热解毒。

- **方歌：** 化斑解毒人中黄，玄参知母石膏囊，黄连升麻牛蒡子，连翘甘草与竹叶。
- **组成：** 玄参、知母、生石膏、人中黄、黄连、升麻、连翘、牛蒡子各15克，甘草1.5克，淡竹叶20片。
- **用法：** 水煎服。每日1剂，日服2次。
- **方解：** 本方用于治疗三焦风邪热毒发为丹毒之症，颇效。方中升麻、连翘、牛蒡子散风解毒化斑，石膏、知母、黄连、人中黄清泄胃象实热，玄参滋阴降火，淡竹叶清心除烦，甘草解毒和中。合而用之，共奏清热解毒、消风散肿之功。
- **主治：** 丹毒、遍身痒痛、苔薄黄、脉洪数。
- **加减：** 如见发于上部（颈部以上至头面）者，加山羊角、石决明、生地黄、野菊花。中部（腰腹至胸胁），加延胡索、川楝子、橘叶、陈皮、全瓜蒌。下部（小腹、臀腿部以下），加牛膝、地丁草、黄柏。

【方源】
明代 陈实功
《外科正宗》

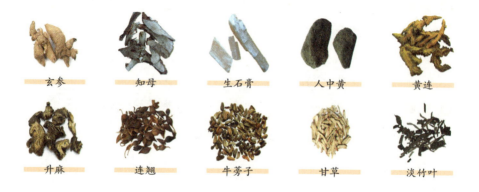

玄参　知母　生石膏　人中黄　黄连

升麻　连翘　牛蒡子　甘草　淡竹叶

## 普济消毒饮

清热解毒,疏风散邪。

**【方源】** 金代 李东垣《东垣试效方》

- **方歌**:普济消毒蒡芩连,甘桔蓝根勃翘玄,升柴陈薄僵蚕入,大头瘟毒服之消。
- **组成**:黄芩(酒炒)、黄连(酒炒)各15克,陈皮(去白)、甘草(生用)、玄参、柴胡、桔梗各6克,连翘、板蓝根、马勃、牛蒡子、薄荷各3克,僵蚕、升麻各2克。
- **用法**:水煎服。
- **方解**:本证多由风热疫毒之邪,壅于中焦,发于面部所致。治疗以清热解毒,疏风散邪为主。风热疫毒之邪攻于头面,故见头面红肿焮痛,目不能开;风热疫毒之邪,灼伤津液,故见舌燥口渴;舌红苔白而黄,脉浮数有力,均为里热炽盛之症。方中酒黄连、酒黄芩清热泻火,祛上焦头面热毒,为君药;牛蒡子、连翘、薄荷、僵蚕辛凉疏散头面,为臣药。玄参、马勃、板蓝根加强清热解毒;甘草、桔梗清利咽喉;陈皮理气散邪,为佐药。升麻、柴胡疏散风热、引药上行,为佐使药。
- **主治**:风热毒蕴型。发于头面部,皮肤焮红灼热,肿胀疼痛,甚至发生水疱,眼胞肿胀难睁;伴恶寒发热,头痛;舌红,苔薄黄,脉浮数。
- **加减**:大便干结者,加生大黄、芒硝以泻下通腑。

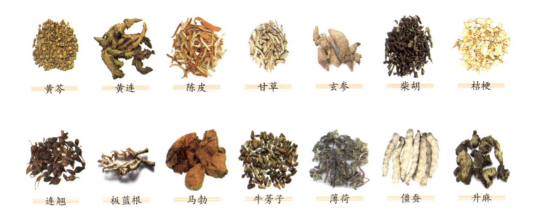

黄芩　黄连　陈皮　甘草　玄参　柴胡　桔梗

连翘　板蓝根　马勃　牛蒡子　薄荷　僵蚕　升麻

# 瘰疬

瘰疬是好发于颈部淋巴结的慢性感染性疾病，因其结核累累如贯珠之状，故名瘰疬。临床特点是：多见于体弱儿童或青年，好发于颈部及耳后，起病缓慢，初起时结核如豆，皮色不变，不觉疼痛，逐渐增大，并可串生，溃后流脓清稀，夹有败絮样物质，往往此愈彼溃，形成窦道。应与婴核、失荣相鉴别。气滞痰凝证，治宜疏肝化痰；阴虚火旺证，治宜滋阴降火；气血两虚证，治宜益气养血。多配合运用外治疗法和抗结核治疗。

## 香贝养营汤

补气养血，行气化痰。

【方源】清代 吴谦《医宗金鉴》

- **方歌**：香贝养营苓术参，归芍川芎熟地黄，陈皮桔梗生甘草，合入姜枣水煎服。
- **组成**：白术（土炒）6克，人参、茯苓、熟地黄、川芎、当归、白芍（炒）、陈皮、贝母、香附（酒炒）各3克，桔梗、甘草各1.5克，生姜3片，大枣2枚。
- **用法**：水煎服。每日1剂，日服2次。
- **方解**：本方由八珍汤（四君、四物）加味而成。方中以香附疏肝行气，贝母、陈皮、桔梗化痰散结，配以八珍汤补益气血，扶正益元以助化痰消散之功，姜枣培中和胃。诸药合用，共奏补气养血、行气化痰之功。
- **主治**：瘰疬。日久体虚、气滞痰凝，伴有疲乏无力、头目眩晕、面色无华，脉沉细。
- **加减**：若见瘰疬未溃，可加夏枯草、牡蛎；兼有局部红痈，加连翘、玄参。乳癌未溃，加八月札、黄药子、重楼、壁虎。瘰疬、乳癌已溃，排脓不畅，加黄芪、白芷、芙蓉花。溃后疼痛较剧，加乳香、没药、延胡索。兼有畏寒肢冷，加鹿角片、肉桂、白芥子。胃纳不馨，加炒谷芽、炒麦芽。

## 内托生肌散

双补气血,化腐生肌。

- 方歌：内托生肌疗效好,黄芪丹参生甘草,乳香没药天花粉,双补气血生杭芍。
- 组成：生黄芪200克,甘草、生杭芍各100克,生明乳香、生明没药、丹参各75克,天花粉150克。
- 用法：上7味共研细末。每服9克,日服2次,开水送服。若将散剂变为汤剂,须先将花粉改用240克,一剂分作8次煎服,较散剂生肌尤速。
- 方解：方中重用黄芪补气分以生肌肉；有丹参以开通之,则补而不滞；有天花粉、芍药以凉润之,则补而不热；又有乳香、没药、甘草化腐解毒,赞助黄芪以成生肌之功；况甘草与芍药并用,甘苦化合味同人参,能双补气血则生肌之功愈速也。
- 主治：瘰疬、疮疡破后,气血亏损不能化脓生肌；或其疮数年不愈,外边疮口甚小、黑边溃烂甚大,且有窜至他处不能敷药者。

【方源】近代 张锡纯《医学衷中参西录》

## 内消瘰疬丸

软坚散结,化痰消瘿。

- 方歌：内消瘰疬玄夏枯,花粉草盐蔹当归,藻枳贝桔蛤地硝,薄荷连翘制大黄。
- 组成：夏枯草250克,玄参、青盐各150克,甘草、天花粉、白蔹、当归、海藻、枳壳、桔梗、川贝母、制大黄、薄荷、连翘、海蛤粉、生地黄、硝石各30克。
- 用法：上药共研细末,酒糊为丸,如梧桐子大。每服6~9克,日服2次,温开水送服。
- 方解：方用川贝母、夏枯草、海藻、海蛤粉、桔梗化痰散结；生地黄、玄参、天花粉、白蔹清热养阴；青盐、连翘清热解毒；当归、制大黄活血行瘀；桔梗、甘草、薄荷散热利咽；枳壳理气宽中；硝石软坚散结。诸药合用,共奏软坚散结,化痰消瘿之功。
- 主治：瘰疬肿大、按之软或坚实有疼痛,或瘿瘤按之软或坚、伴有低热,或痰核。

【方源】清代 顾世澄《疡医大全》

## 消瘰丸

清热化痰，软坚散结。

- **方歌**：消瘰牡蛎贝玄参，散结消痰并滋阴，肝肾素亏痰火盛，临证加减细斟酌。
- **组成**：玄参、牡蛎（醋研）、川贝母各120克。
- **用法**：上药共研细末，炼蜜为丸，如梧桐子大。每服9克，日服2次。亦可各用10～12克，水煎服。
- **方解**：本方所治之瘰疬，因肝肾阴虚，肝火郁结，灼津为痰，痰火凝聚而成。治当清热化痰，软坚散结，兼顾肝肾之阴，清降虚火。方中以川贝母消痰散结，牡蛎软坚散结；配以玄参清热养阴。三药均能散结消肿，药性均属寒凉，合用可使热清痰化，瘰疬自消。
- **主治**：瘰疬、痰核。症见咽干、舌红、脉弦滑者。

【方源】 清代 程国彭《医学心悟》

## 散肿溃坚汤

行气活血，消肿化坚，清热泻火，化痰散结。

- **方歌**：散肿溃坚知柏连，花粉黄芩龙胆宣，升柴翘葛兼甘桔，归芍棱莪昆布全。
- **组成**：黄芩（半酒炒，半生用）24克，知母、黄柏（酒炒）、龙胆草（酒炒）、天花粉、桔梗、昆布（酒炒）各15克，柴胡12克，升麻、连翘、甘草、三棱（酒炒）、莪术（酒炒）各9克，葛根、当归尾、芍药各6克，黄连3克。
- **用法**：上药共研细末。每服18～21克，先用水浸半日后煎，热服，日服2次。
- **方解**：瘰疬结核，多发生在耳后颈部，甚或下连肩部，小者为瘰，大者为疬，连贯如串者为瘰疬。本方是内消散肿溃坚之剂。方中黄芩、黄柏、黄连、龙胆草、知母等清泻肝胆三焦实火，柴胡、连翘清热散结，升麻、葛根解毒升阳，天花粉、桔梗化痰排脓，当归尾、赤芍柔肝活血，散结消肿而止痛，莪术、三棱行气破血，昆布软坚散结，甘草解毒和中。且桔梗能载药上行，柴胡可引药入肝胆之经络。所以本方对瘰疬化脓、或未化脓肿痛而体质壮实者均可用之。
- **主治**：瘰疬，马刀结硬如石或已破流脓水者。

【方源】 金代 李东垣《东垣试效方》

# 流痰

流痰是发生在骨与关节间的慢性化脓性疾病。因其成脓后,可在病变附近或较远的空隙处形成脓肿,破溃后脓液稀薄如痰,故名流痰。

中医认为,本病多因先天不足,肾气不充,骨骼柔嫩,或外来损伤,致气血失和,风寒痰浊凝聚留于筋骨而发病。成人多因劳倦内伤,肾精亏损,骨骼空虚,正不胜邪,风寒痰浊乘虚而入,侵袭经隧骨髓而成。总之,本病的形成,先天不足,肾亏骼空,是病之本;痰浊凝聚,风寒侵袭,或有所损伤,是病之标。本病在发展过程中,其始为寒,其久为热;当其化脓之时,寒化为热,肉腐成脓;后期则阴虚火旺,虚火灼津;又由于脓水淋漓不断,常出现气血两虚的证候。

## 犀黄丸

清热解毒,活血散结。

- **方歌**:犀黄丸内用麝香,乳香没药共牛黄,乳岩流注肠痈等,正气未虚均可尝。
- **组成**:犀黄(牛黄)1克,麝香5克,乳香30克(一方用15克),没药30克(一方用15克)。
- **用法**:上药共研细末,以黄米饭30克捣烂为丸。每服3~6克,日服3次,陈酒送服。
- **方解**:本证多因气火内郁,痰浊内结,日积月累,以致痰火壅滞,气血凝涩而成。治宜清热解毒,豁痰散结,兼以活血散瘀。方中牛黄清热解毒,豁痰散结;配以麝香辛窜,既能活血散结,又能通经活络,牛黄得麝香之助,则化痰散结之力更大,麝香得牛黄之助,则辛温走窜而无助燃火毒之弊;佐以乳香、没药活血祛瘀,消肿定痛;米饭调养胃气,令其攻邪而不碍胃;陈酒少量,行气活血,以助药势。合而用之,共奏清热解毒,活血祛瘀,化痰散结之功。
- **主治**:流痰。症见局部肿胀疼痛,而皮色不变者。

【方源】

清代 王洪绪《外科证治全生集》

# 第二章 乳房疾病

## 乳痈

乳痈是发生于乳房部的急性化脓性疾病。其临床特点为：乳房部结块、肿胀疼痛，伴有全身发热，溃后脓出稠厚。常发生于哺乳期妇女，尤以尚未满月的初产妇多见。《诸病源候论·妒乳候》云："此由新产后，儿未能饮之，及饮不泄，或断儿乳，捻其乳汁不尽，皆令乳汁蓄积，与气血相搏，即壮热大渴引饮，牢强掣痛，手不得近也……"根据发病时期的不同，又有几种名称：发生于哺乳期者，称外吹乳痈；发生于怀孕期者，名内吹乳痈；在非哺乳期和非怀孕期发生者，名非哺乳期乳痈。本病相当于西医的急性乳腺炎。

中医治疗乳痈以清热解毒、消肿散结、疏肝理气、活血化瘀等为治疗原则。

## 瓜蒌牛蒡汤

清热疏肝，通乳散结。

- **方歌**：瓜蒌牛蒡天花粉，黄芩栀子生甘草，连翘银花皂角刺，青皮陈皮入柴胡。
- **组成**：瓜蒌仁、牛蒡子（炒、研）、天花粉、黄芩、生栀子、连翘、皂角刺、金银花、生甘草、陈皮各3克，青皮、柴胡各1.5克。
- **用法**：水煎服。每日1剂，入水煮酒1杯，分2次食前服。
- **方解**：方用金银花、连翘、栀子、黄芩、牛蒡子清热解毒，配以瓜蒌仁、天花粉、皂角刺消肿排脓，柴胡、青皮、陈皮疏肝理气，甘草解毒，并调和诸药。综观全方，清热消痈与疏肝理气药并用，共奏清热疏肝，通乳散结之功。
- **主治**：乳痈初起。症见红肿热痛，或身发寒热、舌红脉数。
- **加减**：如见哺乳期乳汁壅滞者，加鹿角霜、漏芦、王不留行籽、路路通。产妇不哺乳或断乳后乳汁壅胀者，加焦山楂、生麦芽。有肿块者，加当归、赤芍。即将化脓者，加炙山甲。热甚者，加生石膏、鲜生地黄。气郁甚者，加川楝子、合欢皮。新产妇恶露未净者，加当归、川芎、益母草，并减少凉药。

【方源】 清代 吴谦 《医宗金鉴》

## 醒消丸

消肿止痛。

- **方歌**：醒消乳没麝雄黄，专为大痈红肿尝，每服三钱陈酒化，醉眠取汗是良方。
- **组成**：乳香（去油）、没药（去油）各30克，麝香4.5克，雄黄15克。
- **用法**：上药各研细末，和匀，再用煮烂黄米饭30克，捣和为丸，如莱菔子大，晒干，不可用火烘烤，备用。每服1.5～3克，日服2次，以热陈酒送下，以微醉为度，睡卧取汗，酒醒痛消，故名醒消丸。不饮酒者，也可用温开水送服。小儿酌减。
- **方解**：方用雄黄解毒消肿，麝香行散消肿，乳香、没药活血消肿。诸药皆有消肿散结之功，力专效宏，屡用效佳。
- **主治**：痈疽肿胀，坚硬疼痛。
- **附记**：若脓已成者不宜使用。孕妇忌服。

【方源】 清代 王洪绪 《外科证治全生集》

# 乳癖

乳癖是以乳房有形状大小不一的肿块，疼痛，与月经周期相关为主要表现的乳腺组织的良性增生性疾病。《疡科心得集·辨乳癖乳痰乳岩论》云："有乳中结核，形如丸卵，不疼痛，不发寒热，皮色不变，其核随喜怒消长，此名乳癖。"好发于30～50岁妇女，约占全部乳腺疾病的75%，是临床上最常见的乳房疾病。本病有一定的癌变危险，相当于西医的乳腺囊性增生症。

中医认为，乳癖与人情志有关，当人过度郁怒、忧思时，常致气血痰湿郁乳络，最终结聚成核。治疗本病，应以疏肝解郁、活血化瘀、消痰散结为主。

## 逍遥蒌贝散

疏肝理气，化痰散结。

**【方源】** 现代《中医外科学》

- **方歌**：术苓芍归蒌贝母，牡蛎星夏柴慈菇，瘰疬乳癖乳癌初，疏肝化痰水煎服。
- **组成**：柴胡、当归、白芍、白术、茯苓、瓜蒌、贝母、南星、半夏、山慈菇各10克，牡蛎15克。
- **用法**：水煎服。
- **方解**：方中柴胡疏肝解郁，疏散肝郁之气；当归、白芍养血柔肝，肝得条达，气顺则痰消；白术、茯苓健脾祛湿，使运化有机则杜绝生痰之源；瓜蒌、贝母、半夏、南星散结化痰；牡蛎、山慈菇软坚散结。诸药共奏疏肝理气、化痰散结之功。
- **主治**：乳癖、瘰疬、乳癌初起。症见乳房胀痛或刺痛，乳房肿块随喜怒消长，伴胸闷胁胀，善郁易怒，失眠多梦；舌质淡红，苔薄白，脉弦和细涩。
- **加减**：若纳差倦怠者，加焦山楂、焦麦芽。心烦喜怒，口苦者，加牡丹皮、栀子。若胸胁满闷、苔白、水滑者，去瓜蒌，加桂枝、干姜以温化寒痰。若纳差、胃脘疼痛者，去瓜蒌、南星，加陈皮、干姜、砂仁。

# 第三章

## 瘿

## 肉瘿

肉瘿是以颈前结喉正中附近出现半球形柔软肿块，能随吞咽而上下移动为主要表现的甲状腺良性肿瘤，好发于青年及中年人，多见于40岁以下的妇女。

腺瘤生长缓慢，大部分病人无任何不适。有一种乳头状囊性腺瘤，有时可因囊壁血管破裂而发生囊内出血，此时，肿瘤体积可短期内迅速增大，局部出现胀痛。甲状腺腺瘤有引起甲亢或恶变的可能，原则上应早期切除。中医治疗认为，本病多为肝郁痰凝，治宜理气化痰，活血行瘀、软坚散结。

## 四海舒郁丸加减

理气舒郁，化痰消瘿。

**【方源】** 清代 顾世澄《疡医大全》

- 方歌：四海舒郁郁平复，蛤粉藻带和昆布，木香陈皮海螵蛸，喉间气结随喜怒。
- 组成：陈皮、海蛤粉各9克，青木香15克，海带、海藻、昆布、海螵蛸各60克。
- 用法：上药共研细末，为丸。每服9克，每日服3次，温开水送服。也可作汤剂水煎服，用量按原方配伍比例酌情增减。
- 方解：方中以青木香、陈皮疏肝理气，昆布、海带、海藻、海螵蛸、海蛤壳化痰软坚，消瘿散结。
- 主治：气郁痰阻型甲状腺腺瘤。症见颈前正中肿大，质软不痛；颈部觉胀，胸闷，喜太息，或兼胸胁窜痛，病情的波动常与情志因素有关，苔薄白，脉弦。
- 加减：胸闷、胁痛者，加柴胡、郁金、香附理气解郁。咽颈不适加桔梗、牛蒡子、木蝴蝶、射干利咽消肿。

## 天王补心丹加减

滋阴养血，补心安神。

**【方源】** 明代 薛己《校注妇人良方》

- 方歌：补心丹用柏枣仁，二冬生地当归身，三参桔梗朱砂味，远志茯苓共养神。
- 组成：人参（去芦）、茯苓、玄参、丹参、桔梗、远志各15克，当归（酒浸）、五味子、麦冬（去心）、天冬、柏子仁、酸枣仁（炒）各30克，生地黄120克。
- 用法：上药共为细末，炼蜜为小丸，用朱砂水飞9～15克为衣，每服6～9克，温开水送下，或用桂圆肉煎汤送服；亦可改为汤剂，用量按原方比例酌减。
- 方解：方中以生地黄、玄参、麦冬、天冬养阴清热，人参、茯苓、五味子、当归益气生血，丹参、酸枣仁、柏子仁、远志养心安神，朱砂镇心安神，桔梗载药上行以使药力缓留于上部心经。
- 主治：肝阴虚型甲状腺腺瘤。症见瘿肿或大或小，质软，病起缓慢，心悸不宁，心烦少寐，易出汗，手指颤动，眼干目眩，倦怠乏力，舌质红，舌体颤动，脉弦细数。

## 海藻玉壶汤加减

化痰行气，消瘿散结。

**【方源】** 明代 陈实功《外科正宗》

- **方歌**：海藻玉壶带昆布，青陈二皮翘贝母，独活甘草夏归芎，消瘿散结效或睹。
- **组成**：海藻、贝母、陈皮、昆布、青皮、川芎、当归、连翘、半夏、甘草节、独活各3克，海带1.5克。
- **用法**：水煎服。
- **方解**：方中以海藻、昆布、海带化痰软坚，消瘿散结；青皮、陈皮、半夏、贝母、连翘、甘草理气化痰散结；当归、川芎、独活养血活血，共同起到理气活血、化痰消瘿的作用。
- **主治**：痰结血瘀型甲状腺腺瘤。症见颈前出现肿块，按之较硬或有结节，肿块经久未消，胸闷，纳差，苔薄白或白腻，脉弦或涩。
- **加减**：结块较硬及有结节者，可酌加黄药子、三棱、莪术、露蜂房、山甲片、丹参等，以增强活血软坚，消瘿散结的作用。胸闷不舒加郁金、香附理气开郁。郁久化火而见烦热、舌红、苔黄、脉数者，加夏枯草、牡丹皮、玄参以清热泻火。纳差便溏者，加白术、茯苓、怀山药健脾益气。

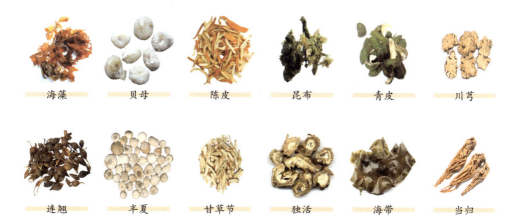

| 海藻 | 贝母 | 陈皮 | 昆布 | 青皮 | 川芎 |
| 连翘 | 半夏 | 甘草节 | 独活 | 海带 | 当归 |

# 石瘿

石瘿是以颈前肿块坚硬如石，推之不移，凹凸不平为主要表现的恶性肿瘤。好发于40岁以上的妇女，本病较常见，约占全身恶性肿瘤的1%。相当于西医的甲状腺癌。

中医认为，本病由于情志内伤，肝气郁结，脾失健运，痰湿内生，气郁痰浊结聚不散，气滞则血瘀，积久瘀凝成毒，气郁、痰浊、瘀毒三者痼结，上逆于颈部而成。治宜化痰软坚、消瘿解毒、清肝解郁、散结化毒。

## 清肝芦荟丸

化瘀解毒，软坚散结。

【方源】清代 吴谦《医宗金鉴》

- **方歌**：清肝芦荟怒伤肝，筋结瘿瘤血燥原，四物黄连青海粉，牙皂甘昆曲糊丸。

- **组成**：川芎、当归、白芍、生地黄（酒浸，捣膏）各60克，青皮、芦荟、昆布、海蛤粉、甘草节、猪牙皂、黄连各15克。

- **用法**：上为末，神曲糊为丸，如梧桐子大。每服80丸，食前后白开水送下。

- **方解**：黄连清热解毒泻火，芦荟凉肝泻热通便，昆布、海蛤粉、猪牙皂软坚化痰散结，当归、川芎、青皮活血化瘀理气，生地黄、白芍柔肝养血，同时，芍药、甘草伍用，有缓急止痛之功效。

- **主治**：毒热蕴结型石瘿。颈部肿块，坚硬如石；情绪易于激动，心悸易惊，烦躁，多汗；舌红少苔，脉弦数。

- **加减**：热毒盛者，加大黄、黄芩、蒲公英、垂盆草、半枝莲、白英、龙葵等。黄疸者，加茵陈、栀子、金钱草。低热者，加青蒿、白薇、地骨皮、银柴胡、鳖甲。出血者，加白茅根、仙鹤草、水牛角、云南白药。疼痛者，加降香、延胡索、广郁金、川楝子、乳香、没药。腹胀者，加大腹皮、木香、厚朴、枳实、莱菔子。腹水者，加泽泻、猪苓、茯苓、车前子、半边莲等。

## 通气散坚丸

理气活血,化痰软坚。

- **方歌:** 通气散瘿坚气瘤,麦桔芎归花粉投,芩枳二陈星贝藻,香附石菖患渐瘳。
- **组成:** 陈皮、半夏、茯苓、甘草、石菖蒲、枳实(炒)、人参、胆南星、天花粉、桔梗、川芎、海藻、当归、贝母、香附、黄芩(酒炒)各等份。
- **用法:** 每服3克,空腹时用灯心草20根,生姜3片,泡汤送下。
- **主治:** 痰郁气结型石瘿。颈部单发肿物,质硬如石,表面不平,皮色如常,肿物随吞咽上下移动明显受限;伴胸闷气短,呼吸发憋;舌苔薄白,舌质有瘀斑,脉弦细。

【方源】

明代 陈实功《外科正宗》

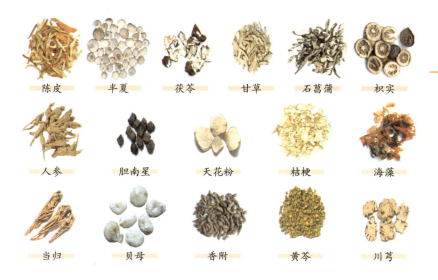

陈皮　半夏　茯苓　甘草　石菖蒲　枳实

人参　胆南星　天花粉　桔梗　海藻

当归　贝母　香附　黄芩　川芎

## 芩连二母丸

清热解毒,消肿软坚。

- **方歌:** 芩连二母血瘤瘿,血沸寒凝微紫红,归芍羚羊生熟地,蒲黄地骨草川芎。
- **组成:** 黄连、黄芩、知母、贝母、川芎、当归、白芍、生地黄、熟地黄、蒲黄、羚羊角、地骨皮各等份,甘草减半。
- **用法:** 上为末,侧柏叶煎汤,打寒食面为丸,如梧桐子大。每服70丸,灯心汤送下或作煎剂服之。
- **主治:** 心火妄动,逼血沸腾,外受寒凉,结为血瘤,其患微紫微红,软硬间杂,皮肤隐隐,缠如红丝,皮肤血流禁之不住者。

【方源】

清代 吴谦《医宗金鉴》

# 第四章 岩

## 失荣

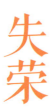

失荣是以颈部肿块坚硬如石，推之不移，皮色不变，面容憔悴，形体消瘦，状如树木失去荣华为主要表现的肿瘤性疾病，相当于西医的颈部原发性恶性肿瘤和恶性肿瘤颈部淋巴转移，如淋巴肉瘤、何杰金氏病及鼻咽癌、喉癌的颈淋巴结转移和腮腺癌等。多发于40岁以上的男性，属古代外科四大绝症之一。

中医认为，颈部为足少阳、足阳明经循行之处。由于情志不畅，忧思郁怒，脾伤气滞，运化失常，水湿停留，聚而为痰；肝失条达，气机不舒，郁久化火。脾与胃、肝与胆互为表里，痰火凝结于少阳、阳明经脉，发于颈部则阻隔经络而生本病。溃后破烂出血，外耗于卫，内夺于营，气血耗极，终成败证，治宜疏肝解郁、化痰散结等。

## 开郁散

疏肝解郁，化痰散结。

- **方歌**：开郁散用归全蝎，柴芍术苓甘草借，香附郁金葵芥子，疏肝解郁且散结。
- **组成**：白芍15克，当归、郁金各6克，白芥子、白术、茯苓、香附、天葵子各9克，柴胡3克，炙甘草2.4克，全蝎3个。
- **用法**：水煎服。
- **方解**：本方所主之病，皆由肝气不舒，脾失健运，痰湿内生所致。方中以柴胡、郁金、香附疏肝解郁，白芍、当归柔肝养血，白术、茯苓健脾利湿，白芥子善去寒痰，消皮里膜外之结块，全蝎、天葵子解毒消岩肿，甘草调和诸药。举凡肝郁痰凝之证，皆可治之。
- **主治**：肝郁痰凝型失荣证。症见颈部或耳前后肿块如栗，顶突根深，质地坚硬，皮色不变；伴胸胁闷胀，情绪急躁，食欲减退，脘腹胀满；舌苔白腻，脉弦或弦滑。
- **加减**：肝郁甚者，加陈皮、木香。痰甚者，加泽泻、石菖蒲。若胸胁胀痛者，加川楝子、青皮。食少无味者，加藿香、佩兰。肿块疼痛者，加乳香、没药、延胡索。
- **附记**：纯虚或纯实证者不宜单独应用。

【方源】 清代 陈士铎《洞天奥旨》

## 和荣散坚丸

调和荣血，散坚开郁。

- **方歌**：和荣散坚丸消郁，开结益虚理肝脾，八珍贝桔陈香附，昆海升红枯草宜。
- **组成**：川芎、白芍(酒炒)、当归、茯苓、熟地黄、陈皮、桔梗、香附、白术(土炒)各3克，人参、甘草(炙)、海粉、昆布、贝母(去心)各15克，升麻、红花各9克，夏枯草(熬汤，再加红蜜120克，再熬成膏)500克。
- **用法**：上为细末，夏枯草膏为丸，如梧桐子大。每服9克，食远白开水送下。
- **主治**：正虚痰凝型失荣证。症见肿块日久不消，逐渐长大，隐隐作痛，肤色紫暗，肿块融合，不久即溃破；伴形体消瘦；舌苔白或黄，脉弦数。
- **加减**：身热，加黄芩、柴胡。自汗、盗汗，去升麻，倍人参，

【方源】 清代 吴谦《医宗金鉴》

加黄芪。饮食无味，加藿香、砂仁。饮食不化，加山楂、麦芽。胸膈痞闷，加泽泻、木香。咳嗽，痰气不清，加杏仁、麦冬。口干作渴，加知母、五味子。睡眠不宁，加黄柏、远志、酸枣仁。惊悸健忘，加茯神、石菖蒲。有汗恶寒，加薄荷、半夏。无汗恶寒，加苍术、藿香。妇人经事不调，加延胡索、牡丹皮。腹胀不宽，加厚朴、大腹皮。

## 香贝养荣汤

补气养血，理气化痰。

**【方源】** 清代 吴谦《医宗金鉴》

- **方歌**：香贝养荣用八珍，再加陈皮桔梗成，补气养血理气痰，瘰疬溃后不收斜。
- **组成**：白术（土炒）6克，人参、茯苓、陈皮、熟地黄、川芎、当归、贝母（去心）、香附（酒炒）、白芍（酒炒）各3克，桔梗、甘草各1.5克。
- **用法**：上加生姜3片，大枣2枚，水煎服。
- **方解**：方解方中人参、白术、茯苓、甘草为四君子汤，以之补气；熟地黄、当归、白芍、川芎为四物汤，以之养血，气血两补，匡扶正气；辅以桔梗、茯苓、贝母化痰凝，散积滞；此方所主之证，为气血瘀积于肝经，故佐以香附、陈皮行厥阴之气，通调三焦，除滞消肿；生姜、大枣调和脾胃，以助生化气血之用，脾运既健，痰湿化生无源。全方补中寓攻，补为攻设，攻补兼施。
- **主治**：气血两虚型失荣证。症见肿块溃后腐烂无脓，时流血水，虽腐烂而坚硬不消，越溃越坚，疮口渐大，凹凸不平；伴心烦失眠，面色无华，形体消瘦；舌质淡红，脉沉细无力。
- **加减**：胸膈痞闷，加枳壳、木香。饮食不甘，加厚朴、苍术。寒热往来，加柴胡、地骨皮。脓溃作渴，倍人参、当归、白术，加黄芪，脓多或清，倍当归、川芎。胁下痛或痞，加青皮、木香。肌肉生迟，加白蔹、肉桂。痰多，加半夏、橘红。口干，加麦冬、五味子。发热，加柴胡、黄芩。渴不止，加知母、赤小豆。溃后反痛，加熟附子、沉香，脓不止，倍人参、当归、加黄芪。虚烦不眠，倍人参、熟地黄，加远志、酸枣仁。

# 乳岩

乳岩是以乳房部肿块，质地坚硬，高低不平，病久肿块溃烂，脓血污秽恶臭，疼痛日增为主要表现的肿瘤性疾病。《妇人大全良方》云："若初起，内结小核，或如鳖、棋子，不赤不痛。积之岁月渐大，巉岩崩破如熟石榴，或内溃深洞，此属肝脾郁怒，气血亏损，名曰乳岩。"相当于西医的乳腺癌。

中医认为，本病由于忧思郁怒，情志不畅，忧思伤脾，运化失常，痰浊内生，郁怒伤肝，肝失条达，郁久而气血瘀滞，肝脾两伤，经络阻塞，痰瘀互结于乳而发；或冲任失调，月经不调，气血运行不畅，脏腑及乳腺的生理功能紊乱，气滞、痰凝、瘀血互结而发。肝郁气滞证，治宜疏肝解郁、化痰散结；冲任失调证，治宜调摄冲任、理气散结；毒蕴溃烂证，治宜解毒扶正；气血虚弱证，治宜调补气血。

## 化岩汤

补血疏肝，和胃去痰，解毒。

- **方歌**：化岩芪倍参术苓，归红白芥防风银，乳痈病久成乳岩，大补气血解毒灵。
- **组成**：黄芪30克，当归、金银花各15克，白术9克，人参3克，茯苓、防风各1.5克，白芥子2.4克，红花0.9克。
- **用法**：水煎服。
- **方解**：乳溃成岩，非大补气血，无以能攻毒而收溃也。此与托里黄芪汤法同，但主经行肝胃耳。防风、白芥子、红花皆行肝，参、术、茯苓皆主脾胃。乳房属胃，乳头属肝，宜补血疏肝，佐以和胃去痰解毒之品，庶血气复而证可愈。
- **主治**：乳岩。即乳痈病久失治，或更伤于酒色热物，致溃烂如蜂巢状者。
- **加减**：可加白花蛇舌草、半枝莲等。

【方源】

清代 汪绂《医林纂要探源》

# 第五章

## 皮肤病及性传播疾病

## 蛇串疮

蛇串疮是一种皮肤上出现成簇水疱，呈带状分布，痛如火燎的急性疱疹性皮肤病。因皮损状如蛇行，故名蛇串疮；因每多缠腰而发，故又称缠腰火丹；本病又称之为火带疮、蛇丹、蜘蛛疮等。清代《外科大成·缠腰火丹》称此症"俗名蛇串疮，初生于腰，紫赤如疹，或起水疱，痛如火燎。"以成簇水疱，沿一侧周围神经作带状分布，伴刺痛为临床特征。多见于成年人，好发于春秋季节。

中医认为本病多由肝气瘀滞，郁久化火与脾经湿热相合，外溢肌肤而发，或因外感邪毒与素体湿热相合，蕴于肌肤而成，可分为肝火型、脾湿型、瘀血型。

## 除湿胃苓汤

清热除湿,健脾利水。

- **方歌**:除湿胃苓厚朴苍,陈泽赤苓猪苓尝,木通肉桂草灯心,白术防风滑栀裹。
- **组成**:防风、苍术、白术、赤茯苓、陈皮、厚朴、猪苓、栀子、木通、泽泻、滑石各3克,甘草、肉桂各0.3克。
- **用法**:加灯心草20根,煎服。
- **方解**:本方即《丹溪心法》之胃苓汤加栀子、木通、滑石、防风而成。方中以平胃散(苍术、厚朴、陈皮、甘草)燥湿运脾、行气和胃;以五苓散(白术、泽泻、茯苓、猪苓、肉桂)健脾助阳、化气利水渗湿;加栀子、木通、滑石清热利湿少佐防风散肝舒脾,祛风胜湿。诸药配伍,共奏清热除湿,健脾利水之功。
- **主治**:脾虚湿蕴、气滞型蛇串疮。以局部颜色较淡,疱壁松弛,伴饮食少腹胀,大便时溏,舌质淡,苔白腻,脉沉缓或滑为主。
- **加减**:疼痛明显,日久不退者,加化瘀通络之品,如郁金、延胡索、乳香、没药、丹参。
- **附记**:若以火盛为主者则不宜用。

【方源】
明代 陈实功《外科正宗》

## 桃红四物汤

理气活血,重镇止痛。

- **方歌**:桃红四物寓归芎,瘀家经少此方通,桃红活血地芍补,祛瘀生新效力雄。
- **组成**:当归、熟地黄、川芎、白芍、桃仁、红花各15克。
- **用法**:水煎服。
- **方解**:方中桃仁、红花、川芎活血化瘀,熟地黄补血养阴,改为生地黄可加强活血作用,当归补血养肝,活血止痛,白芍敛阴养肝,缓急止痛。方中活血养血,以活血为主,行中有补,则行而不泄;补中有行,则补而不滞。诸药共奏活血化瘀消肿止痛之功。
- **主治**:气滞血瘀型蛇串疮。皮疹消退后局部疼痛不止,舌质黯,苔白,脉弦细。
- **加减**:若夜寐不安者,加酸枣仁以宁心安神。

【方源】
清代 吴谦《医宗金鉴》

# 黄水疮

黄水疮，又称滴脓疮、天疱疮，是一种发于皮肤、有传染性的化脓性皮肤病。《外科正宗·黄水疮》云："黄水疮于头面耳项忽生黄泡，破流脂水，顷刻沿开，多生痛痒。"其特点是颜面、四肢等暴露部位出现脓疱、脓痂，多发于夏秋季节，好发于儿童，有接触传染和自体接种，易在托儿所、幼儿园或家庭中传播流行。相当于西医的脓疱疮。中医认为：暑湿热蕴证，治宜清暑利湿解毒；脾虚湿蕴证，治宜健脾渗湿。

## 清暑汤

清暑利湿，清热解毒。

- **方歌：** 外科全生清暑汤，银花滑石甘草翘，车前泽泻利湿毒，淡竹花粉与赤芍。
- **组成：** 连翘、天花粉、赤芍、滑石、车前子、金银花、泽泻、淡竹叶各10克，甘草5克。
- **用法：** 水煎服，外贴洞天膏。
- **主治：** 夏季皮炎、脓疱疮、热疖等。暑湿热蕴脓疱密集，色黄，周围绕以红晕，糜烂面鲜红；伴有口干，便干，小便黄；舌红，苔黄腻，脉濡滑数。
- **加减：** 热重烦躁者，加黄连、栀子等以清热除烦；大便干结者，加生大黄以泻滞导热。

【方源】
清代 王维德
《外科全生集》

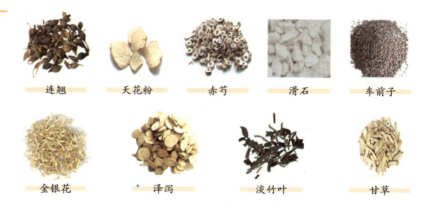

连翘　　天花粉　　赤芍　　滑石　　车前子

金银花　　泽泻　　淡竹叶　　甘草

## 参苓白术散

益气健脾，渗湿止泻。

- **方歌：** 参苓白术扁豆陈，山药甘莲砂苡仁，桔梗上浮兼保肺，枣汤调服益脾神。
- **组成：** 莲子肉、薏苡仁、甘草各9克，缩砂仁、桔梗各6克，白茯苓、人参、白术、山药15克，白扁豆（姜汁浸，去皮，微炒）12克。
- **用法：** 上为细末。每服6克，大枣汤调下。小儿量岁数加减服之。
- **方解：** 人参、白扁豆、甘草，味之甘草者也；白术、茯苓、山药、莲肉、薏苡仁，甘而微燥者也；砂仁辛香而燥，可以开胃醒脾；桔梗甘而微苦，甘则性缓，故为诸药之舟楫，苦则喜降，则能通天气于地道矣。
- **主治：** 脾虚湿蕴脓疱稀疏，色淡白或淡黄，糜烂面淡红；伴有食纳少，大便溏薄；舌淡，苔薄微腻，脉濡细。
- **加减：** 食滞不化者，加槟榔、焦三仙以化气行滞。

**【方源】**

宋代 陈师文《太平惠民和剂局方》

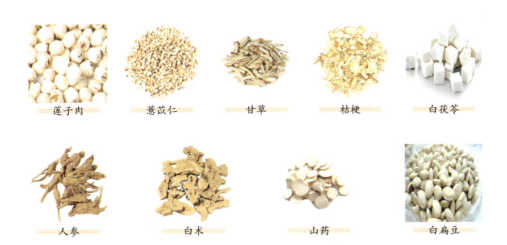

莲子肉　薏苡仁　甘草　桔梗　白茯苓

人参　白术　山药　白扁豆

# 疥疮

疥疮是由疥虫寄生在人体皮肤所引起的一种接触传染性皮肤病。《诸病源候论》云："疥者……多生于足,乃至遍体。……干疥者,但痒,搔之皮起干痂。湿疥者,小疮皮薄,常有汁出,并皆有虫,人往往以针头挑得,状如水内瘸虫。"以皮肤皱褶处隧道、丘疹、水疱、结节,夜间剧痒,可找到疥虫为临床特征。本病由接触传染所致。其传染性很强,在一家人或集体宿舍中往往相互传染,集体发病。中医认为疥疮为湿热毒聚证,治宜清热化湿、解毒。外治以杀虫止痒为原则,常用5%～20%的硫黄软膏。

## 一扫光

杀虫止痒。

【方源】明代 陈实功《外科正宗》

- **方歌**：一扫光内黄柏苦,烟胶枯矾用二肉,樟脑椒硫蛇床子,明矾水银轻白砒。
- **组成**：苦参、黄柏、烟胶各500克,枯矾、木鳖子、大风子仁、蛇床子、尖红椒、樟脑、硫黄、明矾、水银、轻粉各60克,白砒15克。
- **用法**：上药共研细末。熟猪油1120克,化开入药末搅匀,糊丸如龙眼大。用时,将丸烤热,搽擦疮上。
- **方解**：方用硫黄、水银、轻粉、烟胶、大风子仁、樟脑、白砒解毒杀虫,苦参、黄柏、明矾、枯矾燥湿止痒,木鳖子、蛇床子、尖红椒祛风止痒。诸药合用,共奏杀虫止痒之功。
- **主治**：头癣、疥疮、白屑风等。

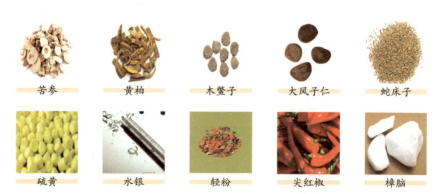

苦参　　黄柏　　木鳖子　　大风子仁　　蛇床子
硫黄　　水银　　轻粉　　尖红椒　　樟脑

# 湿疮

湿疮是一种由多种内外因素引起的过敏性炎症性皮肤病。以多形性皮损，对称分布，易于渗出，自觉瘙痒，反复发作和慢性化为临床特征。本病男女老幼皆可罹患，而以先天禀赋不耐者为多。一般可分为急性、亚急性、慢性三类，本病相当于西医的湿疹。

中医古代文献无湿疮之名，一般依据其发病部位、皮损特点而有不同的名称，若浸淫遍体，滋水较多者，称浸淫疮；以丘疹为主者，称血风疮或粟疮；发于耳部者，称旋耳疮；发于乳头者，称乳头风；发于手部者，称痫疮；发于脐部者，称脐疮；发于阴囊者，称肾囊风或绣球风；发于四肢弯曲部者，称四弯风；发于婴儿者，称奶癣或胎症疮。

## 消风散

解表消风，益气和中。

**【方源】**
宋代 陈师文《太平惠民和剂局方》

- **方歌**：消风荆芥与防风，羌活僵蚕云茯苓，党参陈皮炙甘草，厚朴蝉蜕藿香芎。
- **组成**：荆芥、防风、羌活、川芎、僵蚕、藿香、茯苓、党参各9克，陈皮、厚朴各6克，蝉蜕、炙甘草各4.5克。
- **用法**：水煎服。每日1剂，日服2次。或上药共研细末。每服6～9克，茶汤或薄荷汤调下，或加细茶叶0.6克，水煎服。
- **方解**：方中荆芥、防风、羌活、僵蚕、蝉蜕均为祛风解表药，能疏散风邪；川芎活血，能祛血中之风；党参、茯苓、甘草补中益气，扶正祛邪；厚朴、藿香、陈皮芳香化浊，调气醒脾。诸药配合，既可疏散风邪由表而出，又可调补中气扶正固本，标本兼顾，其效自显。
- **主治**：风湿，皮肤顽麻，湿疹而多水，风疹瘙痒而色白、头痒而多风皮。
- **加减**：有湿，加苍术、苦参、土茯苓。

## 助阳止痒汤

益气散瘀，通络止痒。

**【方源】** 清代 王清任《医林改错》

- **方歌**：助阳止痒用黄芪，桃仁红花炒山甲，再加赤芍皂角刺，益气散瘀疗效奇。
- **组成**：黄芪30克，桃仁、红花各6克，皂角刺、赤芍、炒山甲各3克。
- **用法**：水煎服。每日1剂，日服2次。
- **方解**：方用黄芪补气以助血行；配以桃仁、红花、赤芍、炒山甲、皂角刺活血行瘀，通络止痒。综观全方，遵"血行风自灭"之法，不治痒则痒自止，共奏益气散瘀、通络止痒之功。
- **主治**：湿疹。症见皮肤瘙痒日久、神疲倦怠、皮肤干燥不润等。
- **加减**：若见阴血亏虚，加生地黄、熟地黄、当归。瘙痒甚，加蝉衣、蚕沙。

黄芪　　桃仁　　红花　　皂角刺　　赤芍　　穿山甲

## 三黄洗剂

清热，燥湿，止痒。

**【方源】** 现代《中医外科学》

- **方歌**：三黄洗剂用大黄，黄芩黄柏苦参襄，清热燥湿善止痒，临床外用效堪奇。
- **组成**：大黄、黄柏、黄芩、苦参各等份。
- **用法**：上药共研细末，每取10～15克，加入蒸馏水100毫升，医用石炭酸1毫升。用时摇匀，外搽患处，每日3～5次。
- **方解**：方用大黄、黄柏、黄芩、苦参集苦寒燥湿于一炉，共奏清热消肿、止痒敛湿之功。
- **主治**：急性皮肤病、皮炎、湿疹、疖肿、蚊虫叮咬，伴有红肿焮痒或有少量渗液等。
- **加减**：临床应用，多有加减，常去苦参，加黄连或虎杖、紫草、接骨草。如本方加少许九一丹，摇匀外搽脓疱疮效。中耳炎，去苦参。烧、烫伤，去苦参，加虎杖、地榆、黄连、紫草、甘草、冰片,用麻油调搽。盆腔炎,去苦参、加虎杖,煎水,保留灌肠。脉管炎,去苦参,加黄连。手术切口周围炎、静脉炎、乳腺炎,去大黄、苦参。阴道炎,去大黄、苦参,加黄连、紫草根各60克,研末撒布患处。菌痢,去大黄、苦参,加黄连等份,作保留灌肠。骨髓炎,去黄芩、苦参,加黄连、甘草。骨折,去苦参,加黄连各1份,接骨草6份,研末用凡士林调敷等。

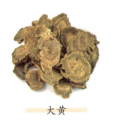
大黄

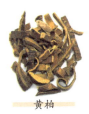
黄柏

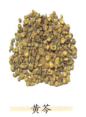
黄芩

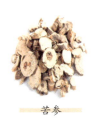
苦参

## 紫云风丸

疏风止痒,祛风润燥。

- **方歌:** 紫云风丸苦黄连,首乌加皮归蝎蚕,羌独芷芍荆二防,苍地细辛牛子蝉。
- **组成:** 何首乌125克,五加皮、僵蚕、苦参、当归、全蝎各45克,牛蒡子、羌活、独活、白芷、细辛、生地黄、防己、黄连、白芍、蝉蜕、防风、荆芥、苍术各30克。
- **用法:** 上药共研细末,炼蜜为丸,如梧桐子大。每服6～9克,日服2次,温开水送服。
- **方解:** 方中由疏风、养血、清热、祛湿四法组成,以荆芥、防风、牛蒡子、蝉蜕、羌活、独活、五加皮开发腠理,祛风透表,有"痒自风来,止痒必先疏风"之意;全蝎、僵蚕善于疏散内风,通络止痒;苍术、白芷、细辛祛风燥湿,苦参、黄连清热燥湿,当归、生地黄、白芍、何首乌养阴润燥,补血和营,有"治风先治血,血行风自灭"之意;防己利水渗湿,祛风消肿。诸药配伍,既可疏散风邪由表而出,又可渗利湿热使之由里而去,上疏下渗,内清外解,风毒湿热之邪无容身之地,诸症自消。
- **主治:** 顽癣、湿疹、瘾疹等。

**【方源】**

清代 陈文治
《疡科选粹》

# 风瘙痒

风瘙痒是指无原发性皮肤损害，而以瘙痒为主要症状的皮肤感觉异常性皮肤病。中医文献中又称之为风痒、血风疮、痒风、谷道痒、阴痒等。《诸病源候论》云："风瘙痒者，是体虚受风，风入腠理，与气血相搏，而俱往来于皮肤之间。邪气微，不能冲击为痛，故但瘙痒也。"本病以自觉皮肤阵发性瘙痒，搔抓后常出现抓痕、血痂、色素沉着和苔藓样变等继发性皮损为临床特征。临床上可分为局限性和泛发性两种。局限性者，以阴部、肛门周围瘙痒最多；泛发性者，则多泛发全身。本病多见于老年及青壮年，好发于冬季，少数也可夏季发病。

中医认为，本病多因阴血不足、血虚生风；又因风性燥烈，除其本身可致皮肤干燥而痒外，又当风邪久留体内，致血虚化燥，不能润养皮肤而发生皮肤瘙痒。也有由于风邪与寒邪兼夹侵袭肌表与卫气相搏，而发为风寒痒风者；又有脾失健运，蕴湿不化，复感风邪，客于肌肤，不得疏泄而发为风湿瘙痒症者。本病多属血虚风燥证，但也有兼寒或兼湿，或风寒诱发者，必需辨别清楚，才能准确选方用药。

## 养血润肤饮

养血滋阴，息风止痒。

【方源】清代 许克昌、毕法《外科证治全书》

- **方歌**：养血润肤二地黄，二冬归芪与升麻，桃红花粉黄芩配，滋阴养血消燥痒。
- **组成**：当归、熟地黄、生地黄、黄芪各15克，天冬、麦冬各9克，升麻、黄芩各3克，桃仁泥、红花各6克，天花粉4.5克。
- **用法**：水煎，温服，日一剂。
- **方解**：方中用当归、生熟地黄养血润肤为君药；配以黄芪益气生血，加强君药作用；佐以二冬、天花粉滋阴清热，桃仁、红花活血化瘀，使瘀血得去，新血得生，阴虚必有内热，故加黄芩以清热，升麻性升散引诸药出于皮毛，诸药合用共奏养血润肤、滋阴生津之功。
- **主治**：瘙痒昼轻夜重，心烦难寐，手足心热。皮损干燥、抓痕、血痂。病程较久，情绪波动可加重瘙痒。舌淡苔薄，脉弦细数或弦数。

● **加减：** 心烦急躁，难以入睡者加牡丹皮、栀子、竹叶、莲子心。大便燥结加火麻仁、郁李仁、莱菔子。瘙痒难忍加乌梢蛇、蝉蜕。

## 苦参汤

祛风除湿，杀虫止痒。

● **方歌：** 苦参汤可治奇痒，银花菊花共三两，菖蒲白芷与蛇床，黄柏地肤胆汁淌。

● **组成：** 苦参60克，蛇床子30克，白芷15克，金银花30克，野菊花60克，黄柏、地肤子、石菖蒲各15克。

● **用法：** 用河水煎汤，临洗入4～5枚猪胆汁，洗2～3次可愈。

● **方解：** 方中苦参清热祛风，燥湿杀虫，菊花疏风散热，可解在表之风热之邪，共为主药。金银花清热解毒，蛇床子燥湿杀虫，共为辅药。佐以黄柏、地肤子杀虫止痒；白芷祛风除湿；石菖蒲亦能杀诸虫，治恶疮疥癣；更以猪胆汁行血凉血，除热息风，善消热毒，又能杀虫。诸药配伍，共奏清热解毒、祛风除湿、杀虫止痒之效。

● **主治：** 治一切疥癞疯癣。本方可广泛用于湿痒、风痒、湿热痒、虫痒等一切瘙痒性皮肤病，如瘙痒性皮肤病及多种急、慢性皮炎。大疱性皮肤病及表皮剥脱松解病应合理使用，或改变剂型。

【方源】

清代 高秉钧《疡科心得集》引《大全》

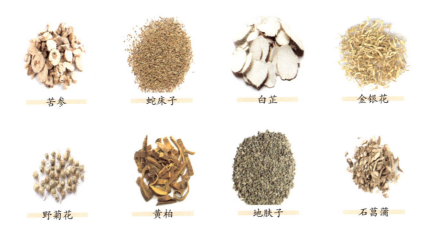

苦参　　蛇床子　　白芷　　金银花

野菊花　　黄柏　　地肤子　　石菖蒲

# 油风

油风为一种头部毛发突然发生斑块状脱落的慢性皮肤病。本病以脱发区皮肤正常,无自觉症状为临床特征,可发生于任何年龄,但多见于青年,男女均可发病,相当于西医的斑秃。

引起斑秃的原因,至今不明。不过,中医认为此病与肝肾不足、血热生风、血瘀毛窍有关。血热风燥证,治宜凉血息风、养阴护发;气滞血瘀证,治宜通窍活血;气血两虚证,治宜益气补血;肝肾不足证,治宜滋补肝肾。外治可选用鲜毛姜、斑蝥酊、补骨脂酊、辣椒酊等外搽,并配合针刺治疗。

## 七宝美髯丹

滋肾精,养肝血。

【方源】清代 汪昂《医方集解》

- **方歌**:七宝美髯何首乌,菟丝牛膝茯苓俱,骨脂枸杞当归合,专益肝肾精血虚。

- **组成**:何首乌(切片,用黑豆拌,九蒸九晒)500克,白茯苓、怀牛膝(酒浸、同何首乌从第7次蒸至第9次)、当归(酒洗)、枸杞子(酒浸)、菟丝子(酒浸蒸)各250克,补骨脂(用黑芝麻拌炒)120克。

- **用法**:上药共研为极细末,炼蜜为丸,每丸重9克。每日早、晚各服1丸,淡盐开水送服。

- **方解**:方用何首乌、牛膝、当归、枸杞子、菟丝子、补骨脂入肝肾,温养滋补,填精益髓,扶羸升陷;茯苓渗湿健脾而补心气。综观全方,不寒不燥,可使肝肾精血旺盛,不但一切虚陷证可愈,并且须发自然润泽美华,因得美髯之名,故为治疗由肝肾虚损所致的多种疾病之妙方。

- **主治**:肝肾不足病程日久,平素头发焦黄或花白,发病时呈大片均匀脱落,甚或全身毛发脱落;伴头昏、耳鸣、目眩,腰膝酸软;舌淡,苔剥,脉细。

- **加减**:若见阳虚,可加巴戟天、淫羊藿。

腋臭俗称狐臭，主要症状是腋窝等褶皱部位散发难闻气味，似狐狸肛门排出的气味，故名。腋窝处有大汗腺分布，排出的汗液中往往含有较多的脂肪酸，呈淡黄色，当其浓度达到一定程度，再经细菌的分解，进而产生不饱和脂肪酸，遂发出难闻的气味。腋臭虽然不算什么疾病，但它影响患者的社会生活，严重者可以导致患者心理障碍。

## 腋臭

## 密陀僧散

祛风，杀虫，止痒。

- **方歌**：密陀僧散用硫黄，雄黄石黄轻蛇床，研末外扑或醋调，祛风杀虫收敛良。
- **组成**：硫黄、雄黄、蛇床子各6克，石黄、密陀僧各3克，轻粉1.5克。
- **用法**：上药共研细末，贮瓶备用。每用适量，直接外扑，或醋调搽擦患处，日搽1~2次。
- **方解**：方用硫黄、雄黄、石黄、轻粉解毒杀虫，配以蛇床子、密陀僧收敛止痒。合而用之，共奏解毒、杀虫、止痒之功。
- **主治**：腋臭汗多、足癣糜烂等症。

【方源】

明代 陈实功《外科正宗》

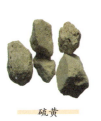
硫黄

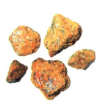
雄黄

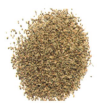
蛇床子

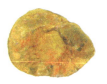
石黄

密陀僧

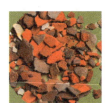
轻粉

# 荨麻疹

荨麻疹是一种常见的过敏性皮肤病，以时隐时现之大小不等的风团为特征。常见的病因有食物、药物、感染、动物及植物因素、物理及化学因素、内脏和全身疾病及情绪紧张等。一般多发生于过敏体质者。主要表现为皮肤突然出现风团，形状大小不一，颜色为红色或白色，迅速发生，消退亦快，也可一天发作多次，有剧烈的瘙痒。患者饮食上应忌食鱼、虾等易致敏的蛋白质食物及辛辣刺激之品，忌饮酒、浓茶、咖啡等，避免皮毛、化纤织物直接接触皮肤，避免搔抓止痒，本病相当于中医学"瘾疹"等范畴，治疗时宜疏风止痒。

## 当归饮子

养血润燥，祛风止痒。

【方源】元代 朱震亨《丹溪心法》

- **方歌**：当归饮子白芍芎，生地黄芪草防风，首乌荆芥白蒺藜，养血祛风症可痊。
- **组成**：当归、川芎、白芍药、生地黄、防风、白蒺藜、荆芥各30克，何首乌、黄芪、甘草各15克。
- **用法**：水煎服。每日1剂，日服2次。
- **方解**：本方由四物汤加味而成。主要用于治疗血虚风燥所致的缠绵日久之各种皮肤病。故方用当归、白芍、川芎、生地黄、何首乌养血活血，养阴生津；配以白蒺藜、荆芥、防风祛风止痒；黄芪益气固表，合当归则益气生血；甘草调和诸药。诸药合用，共奏养血润燥，祛风止痒之功。
- **主治**：荨麻疹、皮肤瘙痒、干燥或红肿等。
- **加减**：经云："诸痛痒疮，皆属于心"。故在临床应用时可适当加入宁心安神之品，如酸枣仁、朱茯神、夜交藤、合欢皮、远志或牡蛎、灵磁石、代赭石等，以增强其疗效。凡气虚者，加党参、白术；阴虚者，加牡丹皮、玄参。湿热甚者，加黄芩、土茯苓。寒湿甚者，加吴茱萸、肉桂。血瘀者，加赤芍、丹参。

# 痤疮

痤疮，俗称青春痘、粉刺、暗疮，是青春期常见的皮肤病，痤疮是一种发生于毛囊皮脂腺的慢性皮肤病。中医学称之为"粉刺""面粉渣""酒刺""风刺"等，并认为素体阳热偏盛是痤疮发病的根本；饮食不节，外邪侵袭是致病的条件；血郁痰结使病情复杂深重。素体阳热偏盛，加之青春期生机旺盛，营血日渐偏热，血热外壅，气血瘀滞，蕴阻肌肤，而发本病；或因过食辛辣肥甘之品，肺胃积热，循经上熏，血随热行，上壅于胸面。若病情日久不愈，气血瘀滞，经脉失畅；或肺胃积热，久蕴不解，化湿生痰，痰瘀互结，致使粟疹日渐扩大，或局部出现结节，累累相连。中医治疗痤疮，应辨证施治。

## 枇杷清肺饮

宣肺，清热，化湿。

- **方歌**：枇杷清肺桑白皮，黄连黄柏草人参，宣肺清热化痰湿，每日一剂服之康。
- **组成**：枇杷叶、桑白皮、黄柏各9克，黄连、甘草、人参各6克。
- **用法**：水煎服。每日1剂，日服2次。
- **方解**：方用枇杷叶、桑白皮宣肺利气，黄连、黄柏清热燥湿，人参益气健脾，甘草解毒，调和诸药。诸药合用，共奏宣肺利气、清热化湿之功。
- **主治**：面部有疖肿、粉刺、色斑、口臭、脉滑数。

【方源】

清代 吴谦

《医宗金鉴》

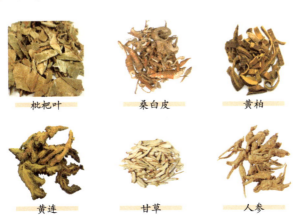

枇杷叶　桑白皮　黄柏

黄连　甘草　人参

# 酒渣鼻

酒渣鼻又名玫瑰痤疮，俗称酒糟鼻、红鼻子，是一种好发于面部中央的慢性炎症皮肤病。多发生在中年人。毛囊虫感染、胃肠功能障碍、内分泌功能失调、情绪激动、嗜酒、过食辛辣、冷热刺激等因素，均可使人患上酒渣鼻。本病发病时，鼻部、面颊处出现红斑，范围由小到大，以后出现丘疹、脓疱及毛细血管扩张，如果病情得不到及时控制，甚至可发展成鼻赘。

中医认为，酒渣鼻多由肺胃积热，症结于鼻所致，治疗时宜清热凉血、活血化瘀。

## 凉血四物汤

清肺理气，活血祛瘀。

【方源】清代 吴谦《医宗金鉴》

- **方歌**：凉血四物生地黄，当归川芎赤芍药，黄芩陈皮五灵脂，红花草姜赤茯苓。
- **组成**：当归、生地黄、川芎、赤芍、黄芩（酒炒）、赤茯苓、陈皮、红花（酒洗）、甘草各3克，生姜3片，五灵脂6克。
- **用法**：水煎服。每日1剂，日服3次。
- **方解**：方用黄芩、生地黄、赤芍清热凉血；陈皮、赤茯苓合黄芩清肺理气，利水泄热；当归、川芎、红花、五灵脂活血祛瘀；生姜温经；甘草解毒和药。诸药合用，共奏清热凉血、理气化痰、活血祛瘀之功。
- **主治**：鼻部颜面黯红，证属血瘀者。

# 第六章 肛门直肠疾病

## 痔疮

人体直肠末端黏膜下和肛管皮肤下静脉丛发生扩张和屈曲所形成的柔软静脉团，称为痔，又名痔疮、痔核等。以20～40岁的人为多见，并随着年龄的增长而逐渐加重。痔疮包括内痔、外痔、混合痔，是肛门直肠底部及肛门黏膜的静脉丛发生曲张而形成的一个或多个柔软的静脉团的一种慢性疾病。

中医临床上将痔疮分为风伤肠络、湿热下注、气滞血瘀、脾胃虚弱四个证型。治疗时应以行气活血，逐瘀通络为主。

## 凉血地黄汤

清热燥湿,凉血养荣。

【方源】
金代 李东垣
《脾胃论》

- 方歌:凉血地黄归榆槐,黄柏知母青皮归,凉血养荣清燥湿,肠澼下血此方要。
- 组成:黄柏(去皮,剉,炒)、知母(剉,炒)各3克,青皮(不去皮,瓤)、槐子(炒)、熟地黄、当归各1.5克。
- 用法:上药制粗末,都作一服,用水300毫升,煎至210毫升,去滓温服。
- 方解:方中黄柏、知母既清热燥湿又滋阴润燥为主药;熟地黄、当归补血活血为辅,青皮理气,槐子凉血。全方合用,既清热燥湿抑制了客气之胜,又补血和血扶助了主气之弱。
- 主治:Ⅰ期、Ⅱ期内痔,或痔核嵌顿继发感染,或年老体弱的内痔患者,或兼有其他慢性病,不宜手术者。症见大便带血,滴血或喷射而出,血色鲜红;或伴口干,大便秘结;舌红,苔黄,脉数。
- 加减:小便涩,脐下闷,或大便则后重,调木香、槟榔细末各1.5克,空心或食前稍热服。

## 田螺水

清热祛湿,消肿止痛。

【方源】
清代 吴谦
《医宗金鉴》

- 方歌:田螺水点痔疮效,冰片装入田螺窍,少时化水取点疮,止痛消肿有奇妙。
- 组成:大田螺一枚,冰片末0.15克。
- 用法:用冰片研末,以针挑起螺盖,将冰片入内,平放片时,待螺渗出浆水。用鸡毛蘸搽患处,勤勤扫之,其肿痛自然消散。
- 方解:田螺肉味甘、性寒、无毒,具有除湿解毒、清热止痛、利水通淋的功效。李时珍在《本草纲目》中说:"(田螺)利湿热,治黄疸。"痔疮多因湿热内蕴所致,以田螺汁和冰片涂抹痔疮处,能起到清热祛湿、消肿止痛的功效。
- 主治:痔疮不太严重者。

## 止痛如神汤

祛风清热，行气利湿，润肠通便。

- **方歌**：止痛如神秦艽桃，苍防柏归槟皂角，泽泻大黄熟加入，痔疮肿胀痛痒疗。
- **组成**：秦艽（去苗）、桃仁（去尖皮，另研）、皂角子（烧存性，研）各3克，苍术（泔浸，炒）、防风各2.1克，黄柏（酒洗）1.5克，当归尾（酒洗）、泽泻各0.9克，槟榔（另研）0.3克，熟大黄3克。
- **用法**：水煎服。
- **方解**：方中秦艽、防风祛风除湿；桃仁、当归尾活血散瘀行滞，润燥滑肠通便，使滞者行，瘀者化，大肠气机通畅；湿源于脾，脾虚则湿生，故用苍术之苦温以健脾燥湿，黄柏之苦寒以清热燥湿，二者相伍则热祛湿除；泽泻甘寒泻热利湿，槟榔行气导滞通便，两者配合行气利水消胀。皂角子、大黄清热通便，祛瘀通络。诸药相配，针对引起肛门坠胀的病因"风、热、湿、燥"之邪，共奏清热利湿、活血润燥通便的功效。
- **主治**：湿热下注型内痔。症见便血色鲜，量较多，痔核脱出嵌顿，肿胀疼痛，或糜烂坏死，口干不欲饮，口苦，小便黄；苔黄腻，脉濡数。
- **加减**：如肿有脓，加白葵花五朵（去蕊心），青皮五分，木香0.9克。如大便秘甚，加大黄、麻仁、枳实。如肿甚，加黄柏、防己、泽泻、猪苓、条黄芩。如痛甚，加羌活、郁李仁。如痒甚，加黄芪、羌活、防风、甘草、麻黄、藁本。如血下多，加地榆、黄柏、槐花、荆芥穗、白芷。如小便涩数不通者，加赤茯苓、车前子、灯心草、萹蓄。

【方源】

明代 申斗垣《外科启玄》

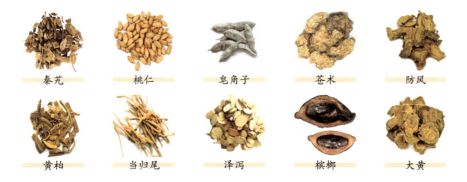

秦艽　桃仁　皂角子　苍术　防风

黄柏　当归尾　泽泻　槟榔　大黄

# 肛裂

肛裂是指肛管皮肤全层裂开，并形成慢性溃疡的一种疾病。本病好发于肛门前后正中，男性多见于后正中，女性多见于前正中。临床以周期性肛门疼痛、大便带血、便秘为特点。

中医认为，本病由于过食辛辣、炙烤之品，实热内生，热结肠腑；或久病体弱，阴血亏虚，津液不足，肠失濡润，粪便秘结，粪便粗硬，排便努挣，擦破肛门皮肤，复染邪毒，长久不愈，形成慢性溃疡。血热肠燥证，治宜清热润肠通便；阴虚肠燥证，治宜养阴清热润肠。

## 麻仁丸

肠胃燥热，大便秘结。

【方源】
汉代 张仲景
《伤寒论》

- **方歌**：麻仁丸治脾约证，枳朴杏黄蜜芍同，肠燥津亏便难解，润肠泄热腑气通。
- **组成**：麻子仁、枳实、芍药、大黄各100克，杏仁、厚朴各50克。
- **用法**：蜜丸，每次9克，日2次；也可作汤剂，水煎服，用量按病情酌定。
- **方解**：本方为小承气汤加麻仁、杏仁、芍药组成，多用于肠胃燥热便秘。由于津液不足，肠失滑润，兼之肠燥胃热则大便硬结难下，致成便秘。方中麻子仁质润多脂，润肠通便，为主药；辅以杏仁降气润肠，芍药养阴和里；佐以小承气汤之枳实破结，厚朴除满，大黄通上；使以蜂蜜为丸，意在缓下。本方泻下药与润肠药同用，炼蜜为丸，取其泻而不峻，润而不腻，具有润肠、通便的作用。
- **主治**：肠胃燥热，大便秘结。症见大便干结，数日一行，便时有肛门疼痛，便时滴鲜血或大便表面带血或便纸染血；舌偏红，脉弦数。
- **加减**：便秘时，若痔疮出血，可加槐花、地榆凉血止血。
- **附记**：本方虽为缓下之剂，但药有急泄之品，故体虚及孕妇均不宜应用。